중국 5천년의 비전 건강법
- 13억 중국인의 민간비법

중국 5천년의 비전 건강법
- 13억 중국인의 민간비법

윤승천 편저

건강신문사
kksm.co.kr

| 책을 펴내며 |

중국 5천년의 비전秘傳 건강 장수법

　　　　　　이 책은 중국에서 전해 내려온 무병장수와 강정에 관한 비법들을 일반인들이 쉽게 볼 수 있도록 모아 엮은 것이다.
　우리가 오래 전부터 관심을 갖고 자료수집과 연구를 해오고 있는 자연의학의 일부분이다.

　삼황, 오제로부터 펼쳐진 중국의 역사는 세계 4대문명의 발상지 중 하나인 황하유역으로부터 시작되어 오천년의 흥망성쇠를 거듭하며 오늘날에 이르렀다. 중국이라 하면 보통 우리는 한족漢族의 단일민족으로 이루어진 나라라고 생각하지만 사실은 오십 여 개가 넘는 민족이 어울려 살아가고 있는 다민족 국가이다.
　인구만도 13억에 육박하는데 앞으로 약 50년 후에는 16억을 돌파할 전망이라고 한다. 전세계 인구가 대략 52억이라고 하니 거의 4분의 1, 즉 이 지구상에 존재하는 네명 중 한사람이 중국 사람이라는 통계가 나온다. 그러나 아직도 중국의 실제 인구를 집계한다는 것은 사실상 불가능한 일이다. 문명의 발길이 닿지 않는 오지가 수두룩하고 또 그 오지 속에 살고 있는 원주민들의 수를 정확히 알 수가 없기 때문이다. 거기에 세계적인 장수촌이 있는 국가로도 유명해서 중국의 인구는 세계가 멸망하지 않는 한 앞으로 계속 늘어날 것이 분명하다.

역사의 깊이와 광활한 영토만큼이나 많은 인구를 자랑하는 중국. 이 책에서는 그러한 중국의 현재를 살고 있는 중국인들의 강정, 장수비결에 초점을 맞추어 건강관리법과 라이프 스타일, 더 나아가서는 그들 각자의 기저에 보편적으로 내재된 인생관을 엿볼 수 있는 내용으로 구성해 보았다.

중국인들은 예로부터 불로장생不老長生의 양생법을 연구해 그들의 삶에서 그것을 가장 중요한 가치로 여겼다. 양생이란, 심신心身을 다스려 무병장수 하고자 했던 고대 중국인의 생활방식을 말하는데 이것은 곧 불로불사不老不死를 얻어 인간의 한계를 뛰어넘으려는 신비주의적인 발상과도 연결되는 것이다. 그로 인해 속세의 삶보다는 도인道人과 신선神仙세계를 동경하게 되었고 여기서 도교道敎사상과 신선사상이 싹트게 되었다. 이들은 영원한 삶을 영위하기 위해 다양한 연구를 시도했는데 그것들을 간단히 요약하면 세 가지로 압축할 수 있다.

첫째는, 정신적인 수양을 통한 명상의 방법이고, 둘째는, 우주의 기氣를 육체에 모아 몸을 초자연적인 생명체로 단련시키는 방법이다. 셋째로는, 불로장생을 가능케 하는 영약을 제조해 복용하는 것이었다. 실제로 이들은 인체에 치명적인 수은이나 유황, 납 등을 이용해 단약丹藥을 제조하기도 했었다.

이같은 여러 가지 시도들은 후대에 와서 새로운 방법으로 변화되고 좀더 합리적이며 성숙한 문화를 형성해 나갔다. 지속적인 명상법의 모색으로 선사상禪思想이 유입되고 독자적인 불교 문화가 정착되었으며 기와 관련해 음양오행陰陽五行사상과, 기공요법, 한의학이 본격적으로 발전하게 된 것이다. 그러나 그럼에도 그들은 불사의 약을 만들어 내는 데는 실패했다. 대신, 무병장수의 방편으로 생활 속에서 여러 양생법養生法이 도입되며 한방과 민간치료에 한 획을 그었다.

이 책에서는 미력하나마 앞서 언급했듯 중국인의 장수 비결에 한 걸음 다가서는 의미로 그들의 양생법을 살펴보았다. 먼저, 중국인의 문화적 전통관을 가장 잘 반영하고 있는 식습관에서, 민간에 널리 회자되고 사용되는 '약선藥膳요리' 위주로 그 방법과 효능을 소개했으며, 우주의 신선한 기氣를 받아들이고 몸의 탁한 기운을 내뱉는 '호흡법', 기氣가 통과하는 몸안의 길(경락 經絡)과 그 가장 중요한 지점(경혈 經穴)을 자극하는 '마찰법', 명상의 문화를 민심民心에 끌어들인 '차茶 문화', 중국인의 기질과 삶의 철학이 응축돼 있는 '음주飮酒 문화'로 각 장을 구성했다.

다양한 중국인의 건강 문화를 통해 우리 고유의 생활환경과 각자의 체질에 맞는 건강법을 알아 연구하는 계기가 되길 바란다. 또한 이 책을 읽고, 건강이 우리 삶의 그 어떤 것과도 비교되지 않을 최상의 가치로 재인식된다면 더 이상 바랄 것이 없겠다.

이 책을 엮기 위한 기초자료는 대부분 편자의 선친이 물려주셨다. 평생을 교직에 계시다가 정년퇴임하셨는데 건강에 관한 국내외의 여러 자료들을 모아 대학시절부터 필자에게 주셨다. (2001년 6월에 76세로 돌아가셨다) 부자로서 그 분과 지내온 40여 년의 세월을 생각하면 지금도 눈물이 북받친다.

직업상 25년째 현대의학과 밀접하게 지내오고 있기에 자료를 정리하면서 의학적 편견에 치우치지 않으려고 애를 썼지만 본의 아니게 간과된 부분이 있다면 의료계와 독자들의 혜량을 구한다.

2001년 11월에 초판을 낸 후 오탈자가 너무 많고 또 확인할 수 없는 부분도 있어 절판했었는데 찾는 독자들이 많아 8년만에 다시 교정을 새로 봐서 재출간한다. 독자여러분들의 건운健運을 빈다.

2009년 6월

윤승천

차례

책을 펴내며 / 중국 5천년의 비전秘傳 건강 장수법

1부 가정에서 쉽게 만들 수 있는 강정요리

제 1장 기와 혈을 보하는 음식

1. 피로를 없애고 생활에 활력을 불어넣자 · 22
   - 만성피로에 좋은 '미꾸라지 스프' · 22
   - 주독해소에 좋은 '갈근즙'과 '야자열매 스프' · 24
   - 숙취에는 '감귤껍질' · 25
   - 피로회복에 좋은 '녹두' · 26
   - 여름을 타는 사람에게는 '닭 모래주머니 요리' · 27
   - '콩나물'의 놀라운 효과 · 28
   - 간에 좋은 '오미자' · 30
   - 집에서 만드는 한방약 · 32

2. 빈혈을 예방하고 치료하려면 · 34
   - 빈혈이 있는 분은 평소에 '간'을 먹어야 · 34
   - 팔방미인 '대추' · 35
   - 궁합이 잘맞는 '메기'와 '검은 콩' · 37

3. 신경쇠약과 불면증 해소법 · 40
   - 신경쇠약에 좋은 '호두' · 40
   - 우울증을 고치는 '연의 열매' · 41
   - 굴에서 추출한 자연조미료 '호유' · 43

제 2장 병을 예방하고 치료하는 약선

1. 각종 생활습관병을 고치는 음식 · 45
- 당뇨병에 좋은 '마제초' · 45
- 위장병을 고치는 '오징어 뼈' · 47
- '부추즙'으로 고치는 내출혈 · 49
- 췌장과 신장에 좋은 '자실' · 50
- 홍콩 상류층에서 차대신 마시는 '석곡' · 51
- 진시황도 애용했던 '구기자 차' · 53
- 자연이 내린 보약 '매실' · 55
- 심신을 치료하는 '국화차' · 56
- 십장생 속의 불로초 '영지버섯' · 58
- 쓴약이 몸에는 좋다. · 61

2. 증상에 따른 특효음식 · 63
- 심한 기침을 잡아주는 '생강과 무즙, 꿀' · 63
- 감기에 콩나물국 대신 '산랄면' · 65
- 위통을 멈추게 하는 '빨강조개' · 66
- 녹내장에는 '전복 껍질 스프' · 67
- 아기를 원한다면 '양의 고환'을 · 68
- 눈을 건강하게 지켜주는 '생선의 내장' · 69
- 땀띠의 특효약 '수박껍질' · 70
- 어린아이의 설사를 낫게 하는 '곶감' · 72
- 지끈지끈 끊일 날 없는 두통에 효과좋은 '표고주' · 73
- 애연가의 건강을 지켜주는 '아몬드'와 '표고스프' · 75

- 몽정을 다스리는 '오배자' · 77
- 치질의 특효약 '구운 곶감 가루' · 79
- 출혈을 멎게 하는 '연근의 마디' · 80
- 신경통에 걸리지 않으려면 '생강차'를 마셔라 · 82

3. 회생의 보양식 · 84
- 죽은 사람도 살리는 '잉어' · 84
- 임신, 출산, 산후에 좋은 '당귀스프' · 87
- 주왕과 인연 깊은 '닭요리' · 88
- 동양의 신비로운 묘약 '계피' · 91
- 영양가 높은 간편식 '두유 요구르트' · 93

제 3장 남성을 강하게 하는 약선

1. 중국인의 비전秘傳 강정식 · 94
- 숨겨진 스테미너 식품 '양羊의 콩팥' · 94
- 성 호르몬 덩어리 '닭의 고환' · 96
- 등소평의 애용식, '동충하초' · 97
- 황제의 식품 '계란' · 100
- 밍크 코트 보다 더 값어치있는 '밍크요리' · 102
- 금빛 제비의 둥지, '제비집' · 103
- 천하진미 '불조장' · 104
- 뱀 한조각 집어먹고 '국화' 한송이를 씹는 중국인 · 106
- 포복절도의 강정식 '돼지의 귀' · 108

2. 조루와 임포텐츠에 좋은 요리 · 109
 · 조루의 묘약, '소금커피' · 109
 · 중국대륙의 신령한 비주 '미주媚酒' · 110
 · 불감증을 고치는 '마늘'과 '생강' · 111
3. 방중비사房中秘史의 묘약 · 113
 · 스물네시간을 가는 '수나비'의 정력 · 113
 · 브랜디에 '메추리 알'을 · 114
 · 명성높은 최고의 강신强腎 강정제 '사슴의 피와 뿔' · 116
 · 밤을 잊은 남성의 비결 '참새 요리' · 119

제 4장 젊음과 아름다움을 위한 약선

1. 비단같은 피부를 가꾸는 비결 · 121
 · 피부에 윤기를 주는 '참깨' · 121
 · 신비의 영약 '송실松實' · 123
 · 중국 상류층 여성들의 피부관리 비법 '돼지껍질' · 124
2. 노화를 방지하고 몸매를 아름답게 · 127
 · 머리를 검게하는 '참깨와 하수오何首烏' · 127
 · 백약百藥의 동반자 '감초' · 128
 · 아름다워지고 싶다면 '율무'를 · 130
 · 탁한 피를 맑게 하는 '분피粉皮' · 131
 · 최고의 다이어트 식품 '곤약' · 132
 · 불로장생의 약술 제조비법 · 133
 · 아름다운 여인들의 비밀 '진주가루' · 136

2부 놀라운 생활건강비법

제 1장 일상에서 쉽게 실천할 수 있는 건강법
- '발돋음 방뇨' 습관을 기르자 · 141
- 놀랍고 신비한 '요료법' · 142
- 변비를 고치는 가장 쉬운 방법 · 145
- 소변을 보면 병이 보인다 · 147
- 구취를 없애고 잇몸을 강하게 하는 '구내 운동법' · 148
- 눈에 활력과 카리스마를 주는 '시선 훈련법' · 150

제 2장 간단한 운동으로 강인한 체력을 만든다
- 아침에 눈뜨기 괴로운 분들을 위한 '손발운동' · 154
- 만성병을 고치고 견비통을 없애는 '팔흔들기 운동' · 155
- 허리가 자주 삐끗하는 분들에게는 '허리꼬기 운동' · 158
- 정력의 경락을 자극하는 '허리 뒤로 젖히기 운동' · 159
- 스트레스를 물리치는 '무릎치기 운동' · 160

3부 청춘을 돌려주는 호흡과 마찰

제 1장 회춘을 위한 건강호흡법
- 회춘의 호흡법 '토고납신吐古神新' · 165
- 육체에 활력을 주는 '복식호흡' · 168
- 강정, 회춘에 좋은 '흡축호장吸縮呼張' · 170
- 조루와 임포텐츠를 고치는 '항문호흡운동' · 171
- '회춘식 호흡법' · 174
- '독맥'과 '임맥'을 자극하라 · 175
- '측천무후도 부럽지 않을 비법 · 176

제 2장 전신을 자극하는 경혈마찰법
- '경혈마찰법'으로 새롭게 태어나는 육체 · 180
- 내장을 강하게 하는 '손바닥 마찰' · 182
- 노화를 방지하고 얼굴에 활기를 주는 '안면마찰' · 183
- 감기를 예방하는 '인중마찰' · 184
- 집중력과 기억력을 높이는 '코 마찰' · 184
- 근시노안을 막고 눈의 피로를 풀어주는 '경혈마찰법' · 186
- 대머리를 방지하는 '후두부 마찰' · 188
- 만성두통과 고혈압 환자에게 좋은 '뒤통수 마찰' · 190
- 전신운동 대신하는 '귀 마찰' · 191
- 오십견에는 '어깨마찰' · 193
- 여성의 가슴을 아름답게 가꿔주는 '유방마찰' · 194

- '합곡슴谷'을 누르면 치통과 두통이 사라진다 · 196
- '손가락 지압'으로 하는 온몸 자가진단법 · 197
- 과음과 멀미에 좋은 '명치마찰' · 199
- 내장을 강하게 하는 '복부마찰' · 199
- 불임증 여성에게 권하는 '하복부 마찰' · 200
- 관절 류머티스에 좋은 '무릎마찰' · 201
- 요통을 예방하는 '허리마찰' · 202
- 발은 '경혈의 집합소'이다 · 204
- 정기를 샘솟게 하는 '발목마찰' · 207

4부 명차와 명주건강법

제1장 명차

1. 중국의 차문화 · 211
   - '중국인의 영원한 녹색황후, '용정차' · 214
   - 누구나 마시면 귀족이 되는 '보이차' · 216
   - 일곱번을 끓여도 향기가 나는 '오룡차' · 220
   - 사랑을 부르는 묘약, '자스민차' · 223
   - 백가지 병을 고친다는 차, '백호은침' · 226
   - '관음상을 닮은 차 '철관음' · 228
   - 차 종주국의 자존심, '기문홍차' · 231
   - '산삼보다 귀한 차 '무이대홍포' · 234

제 2장 명주

1. 중국의 술 문화 · 237

- 세계가 인정한 대표적 명주, '마오타이주' · 239
- 인기있는 백주, '오량액' · 241
- 중국인들의 흥취를 돋구는 '소흥주' · 242
- 꽃과 대나무의 노래, 화조주와 '죽엽청주' · 245
- 불로장생의 명약 '오가피주' · 246
- 추억과 낭만의 술 '고량주' · 248
- 황제의 공납품, '고정공주' · 250
- 천오백년 역사의 중국 전통주 '분주' · 251
- 건륭황제도 반한 '양하대곡' · 252

2. 중국인의 음주법 · 255

1부 가정에서 쉽게 만들 수 있는 강정요리

기와 혈을 보하는 음식

병을 예방하고 치료하는 약선

남성을 강하게 하는 약선

젊음과 아름다움을 위한 약선

중국 속담에 '수중에 양식이 있으면 마음이 불안하지 않다手中有糧 心裏不慌'는 말이 있다. 이것은 중국인들이 그들의 생활, 즉 의식주에서 식문화에 얼마나 큰 비중을 두고 있는지를 시사하는 말이다. 우리가 흔히 알고 있는 것처럼 중국인들은 보통 다른 나라, 타민족이 꺼리는 희귀한 음식을 가리지 않고 먹는 민족으로 정평이 나있다. 광대한 영토만큼이나 다양한 먹거리는 상상을 초월하고, 타의 추종을 불허한다고 할 수 있다.

중국음식 재료의 종류만도 3천 가지를 넘는다 하니 거기에 연관되는 요리법은 도무지 수를 헤아릴 수 없을 정도이다. '잠수함과 탱크, 비행기만 빼고 다 먹는다'는 것이 중국인의 식성이라는 것이다. 책의 내용상 그토록 무궁무진한 요리를 전부 소개할 수는 없고 여기서는 약이 되는 요리, '약선요리藥膳料理'를 중심으로 그들의 숨겨진 건강장수법을 살펴 보고자 한다.

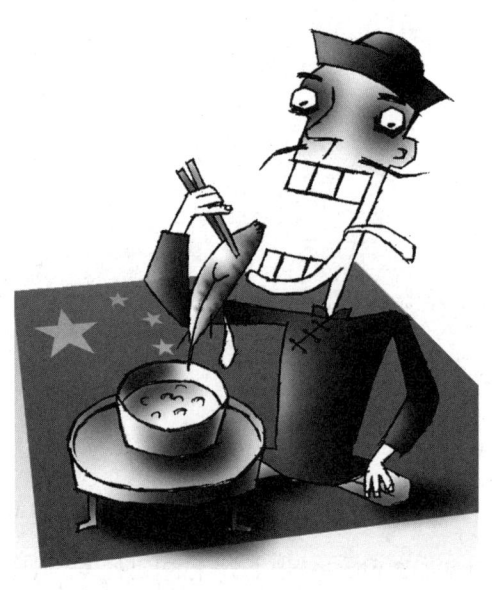

　약선요리란, 쉽게 말해 각종 한방 약재를 요리에 사용해 만든 건강식을 말한다. 기원전부터 중국에서 내려오는 고유의 전통요리로 몸을 보호하고, 병을 예방하며, 치료할 목적으로 만든 요리이다. 약용가치가 높은 음식을 영양가있게 조리해 먹을 줄 아는 지혜가 그들의 가장 기본적인 장수의 덕목이었다. 한의학에서는 이를 '의식동원醫食同源'이라는 말로 압축해 표현하기도 한다.

　최근 중국에서는 체계적인 학문을 바탕으로 약선藥膳에 대한 연구가 활발히 진행 중에 있다. 그들의 전통적인 식문화를 현대적으로 발전시켜 학문화를 시키려는 것이다. 세계의 어느 민족보다도 건강과 장수에 관심이 많은 중국의 이와 같은 현상은 기원전부터 이미 예고된 것인지도 모른다.

  여기서는 수많은 약선요리 가운데서도 가장 대중적이며 민간에 활용도가 높은 요리들을 중심으로, 또 우리나라에서도 쉽게 구해 만들어볼 수 있는 재료와 요리 위주로 선별해 내용을 꾸며 보았다. 각 음식의 약리적인 효과는 전래의 한의서들과 국내 한의사들의 임상경험, 실천한 사람들의 사례 등을 참고로 기술했다.

  그렇더라도 편자의 상식과 주관적인 판단에 많이 의존했음을 미리 밝힌다.

제 1장 기와 혈을 보하는 음식

1. 피로를 없애고 생활에 활력을 불어넣자

▶▷ 만성 피로에 효과 좋은 '미꾸라지 스프'

정력은 기氣의 바로미터다. 기가 부족하면 정력이 있을 수 없고 나머지 생활의 활력도 없다.

우리나라의 여름철 원기를 보충하는 3대식품으로는 보신탕과 삼계탕 그리고 추어탕을 들 수 있다. 그 중에서도 추어탕은 계절을 가리지 않고 강장, 강정 식품으로 사랑을 받는 음식이다.

예로부터 기를 충전하는 보양식으로 알려진 미꾸라지. 비늘이 미끌미끌하여 그 이름을 얻게 된 미꾸라지는 단백질이 많고 칼슘과 비타민이 풍부해 영양가있는 식품의 재료로 널리 애용되고 있다.

미꾸라지는 겨울철에는 흙탕물 속에서 먹이를 먹지 않고 동면하기

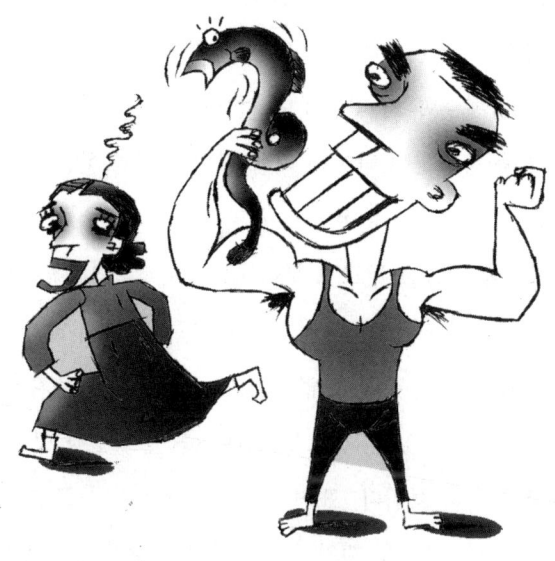

때문에 살이 빠져 맛이 없다. 여름철에 먹으면 그 효력이 배가되어 체력회복에 많은 도움을 준다.
 특히 만성피로 환자에게 미꾸라지는 훌륭한 보양식이다.

 미꾸라지를 이용한 간편한 원기 회복 보양식으로 미꾸라지 스프가 있는데 일주일에 두서너 번 식사대용으로 섭취하면 좋다.
 먼저 시장에 나가 살아있는 미꾸라지를 구입한다. 보통 백화점 식품코너나 상가 매장에서는 팔지 않으므로 재래시장에 나가야 하는데 양식장에서 기른 것보다 자연산이 좋다. 그러나 늪지나 하천, 도랑에서 주로 서식하는 자연산 미꾸라지는 요즈음은 사실상 구하기가 쉽지 않다.

살아있는 미꾸라지는 흙물을 많이 머금고 있으므로 먼저 식물성 기름을 서너 방울 떨어뜨려 흙물을 가셔주어야 한다. 그렇게하면 토해낸 흙물과 함께 특유의 비린내도 없어진다. 흙물을 제거한 미꾸라지를 정성을 들여 깨끗이 닦아낸 다음 갈아서 뼈와 살을 따로 구분해 놓는다.

뼈는 약불에 기름을 두르고 볶아 놓은 뒤, 그릇에 옮기고 같은 냄비에 다시 기름을 둘러 살을 볶기 시작한다. 느끼하지 않도록 소량의 기름을 사용해야 한다. 수분이 없을 정도로 볶은다음 옮겨 놓은 뼈를 섞는다. 여기에 술 270cc, 혹은 물 500cc를 붓고 생강 한 쪽을 넣어 시간을 두고 서서히 끓인다. 표면이 우윳빛으로 변하고 스프의 양이 반으로 줄었을 때, 기름을 제거하고 건더기로 남아있는 뼈와 살을 골라내 버린다. 먹을 때 개인의 기호에 따라 소금과 후추를 첨가한다.

미꾸라지 스프는 식욕이 없는 사람, 빈혈이 있거나, 얼굴이 유난히 창백하고 거무튀튀한 사람, 잦은 과음으로 간이 약해진 사람에게 좋다. 보통 스프 1회분에 5~6마리면 충분하다. 만성피로에 시달리는 직장 남성이라면 한 번 만들어 먹어 볼만 하다.

▶▷ 주독 해소에 좋은 '갈근즙'과 '야자열매 스프'

음주 후, 숙취로 고생하는 사람들에게 갈근은 매우 좋은 한약재이다. 갈증 해소는 물론이며 구토, 설사를 일으키는 사람에게도 권장할 만 하다. 중국에서는 껍질을 벗겨 요리에도 넣는데 고기가 연해지고 지방이 제거되어 느끼한 맛을 없앨 수 있다.

또 주독으로 인해 관절에 가벼운 염증이 생긴 사람에게는 '야자 열매 스프'가 좋다.

한달에 1~2회 먹으면 뼈마디의 아픔이 사라져 관절의 움직임이 부드러워 진다는 것.

만드는 법은 먼저 야자 열매를 한 개 사서 윗부분을 잘라 뚜껑을 만든다. 그리고 열매 속에 검은 콩 20g을 넣는다. 뚜껑을 덮고 그대로 4시간 정도 찌면 된다. 약간의 소금으로 간을 맞춰 스프를 먹으면 된다. 야자 열매의 향그러움이 우러나 이국의 정취를 느낄 수 있음은 물론이고 맛 또한 매우 좋다고 한다.

▶▷ 숙취에는 '감귤 껍질'

중국 가정의 상비약 중 하나가 바로 잘 말린 귤껍질이다. 처마 밑에 걸어 한 2~3년 정도를 묵힌 다음에 사용하는데 이것은 약용과 동시에 요리의 재료로도 쓰인다.

귤껍질은 고기의 비린내를 제거하는데 매우 유용하다. 오래 된 것 일수록 효과가 좋다고 한다. 거무튀튀한 빛이 돌 정도로 오래 묵힌 것은 껍질의 쓴맛이 없어져 향기가 나기 때문이라는 것. 한약재로 쓰이는 귤껍질은 진피陳皮라 한다. 진피는 비타민 C를 다량 함유하고 있으며 건위소화健胃消化작용이 매우 좋다. 또한 비위脾胃를 덥게 해 주고, 거담, 진해, 구토, 변비에도 좋다. 한방에서 평소 속이 차서 설사를 자주하고 자주 체하는 환자의 처방에 거의 예외 없이 사용되는 약재이기도 하다.

일상 속에서도 아주 요긴히 쓰이는데 숙취 때문에 고생하는 사람은 그 해의 진피를 달여 마시면 숙취해소에 크게 도움이 된다고 한다. 이 숙취제를 만드는 방법은 진피 2g과 말린 살구 1개를 360cc 물에 30분 정도 약불로 끓여 받친 후 나오는 물을 마시면 된다. 거기에 생강즙, 혹은 중국 차 등을 섞으면 위장활동이 원활해져 더욱 효과적이다. 겨울에는 차처럼 달여 마셔도 좋다.

귤껍질이 흔하고 싸다고 우습게 보면 안 된다. 술을 자주 마시는 사람이 있는 집에서는 상비약으로 사용해도 될 것이다. 그러면 앞으로는 귤을 먹고 난 후 껍질을 함부로 버리지 못하게 될 것이다.

▶▷ 피로회복에 좋은 '녹두'

녹두綠豆는 식탁에 간혹 별미로 올라오는 숙주나물의 원료이다.
생김새는 팥과 비슷하며 연한 초록색으로 옛부터 귀한 곡물로 여겨지는 식물이다. 원래는 인도가 원산지인데 중국을 통해 우리나라에도 종자가 건너와 재배하게 되었다.

숙주는 비타민 C가 풍부한 식품이며, 청포묵은 저 칼로리 식품으로 소화를 돕고 피를 맑게 해준다. 녹두의 영양과 숙주의 성분은 약간 다른 면을 띠고 있다. 녹두는 단백질과 불포화 지방산이 주성분으로 몸에 유익한 효소가 있다. 녹두를 나물로 재배한 숙주는 녹두였을 때보다 비타민 A가 2배, 비타민 B는 30배, C는 40배 이상이 증가되어 있다고 한다.

녹두는 입술이 마르거나 입안이 헐었을 때 먹으면 효과가 있고 피로회복에도 좋은 것으로 알려져 있다. 곱게 빻아 물에 섞어 얼굴에 팩을 하면 피부 각질이 제거돼 피부에 윤기가 흐르고 여드름, 주근깨, 기미에도 효과가 있다는 것. 또한 숙주는 해독작용을 하고 흥분과 고혈압을 가라앉히는 역할도 한다. 나물을 해서 먹으면 다이어트에도 좋다고 한다.

중국의 고급 요리점에서 요리사를 채용할 때 '숙주 볶기'를 시험한다고 할 정도로 보편적이면서도 노하우가 있어야 하는 것이 숙주 요리다. 숙주나물은 수분이 많고 맛이 좋아 성장기 어린이들에게도 좋은 식단이다.

▶▷ 여름을 타는 사람에게는 '닭 모래주머니 요리'

옛날 중국에서는 닭의 모래주머니가 매우 고급 식품으로 대접을 받았다고 한다. 우리에게 좀 생소한 요리 중 하나인 이 모래주머니 요리는 의외로 다른 육류의 내장과 비교해도 영양가가 뒤떨어지지 않는 식품이다.

단백질과 비타민 B군, 철분이 풍부하게 함유되어 있다고 한다. 그런데 주목할 만한 점은 지방이 없다는 것이다. 영양가가 높은 반면 칼로리는 매우 낮아서 다이어트 식품으로도 효과가 있다는 것. 위가 약한 사람, 야위고 싶은 사람, 빈혈로 고민하는 사람에게도 좋으며 특히 여름을 타는 사람들에게 좋은 보양식이라고 한다.

조리법도 다양하지만 여기서는 비교적 간단한 요리법을 소개한다.
우선 속에 있는 모래를 빼고 소금으로 잘 비벼 씻는다. 깨끗하게 손질된 모래주머니를 큼직하게 썰어 끓는 물에 데친다. 그런 후, 찬물로 헹궈 물기를 닦고 식초, 설탕, 참기름, 간장과 파 다진 것을 넣어서 무쳐 먹는다.
이 요리는 차갑게 해서 안주로 이용해도 된다. 씹는 맛이 다른 고기 맛과 달라 각별한 미각을 느낄 수 있다.
아이들 간식용으로 만들 수 있는 요리법도 있다.
위와 같이 잘 손질한 모래주머니를 이번에는 깍둑썰기로 썰어 설탕, 간장, 물을 넣고 끓인다. 여기에 냄새를 제거하기 위해 향신료인 화서팔각을 5~6개 정도 넣는다. 센불에 끓이면 탈 염려가 있으므로 약한 불에 양념이 잘 배어들도록 푹 졸인다.
이 요리법 외에도 모래주머니를 이용한 요리는 다양하다. 솔방울 무늬로 칼집을 넣어 기름에 살짝 볶아 둥글게 만든 것은 아주 귀한 고급 요리로 평가받고 있다.

▶▷ '콩나물'의 놀라운 효과

콩이 몸에 좋다는 사실을 모르는 사람은 없다. 그런데 콩을 발아시켜 만든 콩나물이 숙취해소 외에 다른 효과가 있다는 사실을 아는 사람은 별로 없을 것이다.

콩나물에는 콩에 없는 비타민 C와 비타민 B_2, 나이신과 비타민 K가 있다. 그 외에도 칼슘과 칼륨, 미네랄과 식이섬유가 풍부하다. 또한 소화를 촉진시키는 여러 효소와 식물성 단백질도 풍부하다. 콩이 밭에서 나는 고기라면, 콩나물은 고기 중에서도 상등급에 속하는 한우 등심인 것이다. 또한 콩나물은 고기가 '금기' 인 사람들의 스테미너 원으로 작용하기도 한다. 지나친 음주와 흡연으로 간장에 열이 있는 사람들에게도 좋다.

미국인들은 고기를 먹는 양만큼 알팔파 콩나물을 먹는다고 한다. 이는 알팔파 콩나물이 육류와 잘 맞는 단짝 식품이기 때문이라는 것. 그리고 콩나물은 다이어트 식품으로도 손색이 없다. 칼로리도 적고 식이섬유가 많아 변비를 일으키지 않는 이유에서다. 최근에는 콩나물이 각종 생활습관병과 암을 예방하는 능력까지 있음이 밝혀지고 있기도 하다.

고려시대의 의서 '향약 구급방' 에는 콩을 싹틔워 햇볕에 말린 '대두황' 이 약으로 이용되었다는 콩나물에 관한 기록이 있다. 그러한 기록들로 미루어 볼 때 콩나물이 식용으로 이용된 것은 최소한 4백년 전부터라고 한다. 이렇게 장구한 역사를 지닌 콩나물을 값이 싸고 흔하다고 우습게만 볼일이 아닌 것이다.

많은 스트레스와 과음으로 입냄새가 심한 분들에게는 '콩나물 스프' 를 권한다.

먼저 기름을 둘러 달군 냄비에 깨끗이 손질한 콩나물을 담고, 깨를 볶듯 약불에 천천히 저으며 볶는다. 수분이 완전히 없어지면 타기 직전쯤 냄비에 물을 적당량 붓는다. 그 물이 3분의 1 정도 남을 때까지 졸이면 된다. 먹기 전, 기호에 따라 소금과 후추로 간을 한다.

재료가 콩나물 뿐이고 별다른 향신료도 들어가지 않는다. 하지만 정성껏 잘 만들면 콩나물 고유의 영양을 고스란히 섭취할 수 있고 그 맛 또한 일품일 것이다.

▶▷ 간에 좋은 '오미자'

오미자는 다섯 가지 맛을 지니고 있다. 신맛, 단맛, 쓴맛, 떫은 맛, 짠맛이다. 그래서 오미자라는 이름으로 불리게 되었다. 빛깔이 곱고 향이 진하여 차나 주스 등의 가공 음료나 술을 담가 마시기도 하는데 여름철에는 화채에 넣으면 더위를 쫓는데 좋고, 겨울철에는 감기 예방에 좋다. 또한 그 밖의 많은 증상들에 효과가 좋아 건강식품으로도 인기가 높다.

그외 다른 약리 작용으로 오미자는, 폐기능을 돕고, 기침과 갈증 해소, 담과 설사를 멈추게 해주고 중추신경 흥분, 진해, 거담, 혈압강하, 강신작용에 효과적이라는 것.

한약재로서 오미자는 무궁무진한 역할을 한다. 그 중에서도 주목할 만한 것은 자양, 강장 효과이다. 이같은 사실은 허준의 '동의보감'에도 기술되어 있다.

한 한방 전문가가 이 오미자를 달여 주위의 여러 사람들에게 꿀과 섞어 매일 차 대신 마시게 했더니 피로가 가시고 스테미너가 붙어 원기 왕성해졌다며 인사를 많이 들었다고 했다. 관절이 쑤시고 아픈 갱년기 여성에게도 좋으며, 가슴이 결리고 요통이 심할 때에도 차를 달여 수시로 마시면 효과를 본다.

옛 문헌 '의방유취'에는 '신은 보하고 열을 내리며 갈증을 멈추고 몸을 든든하게 하며, 성기능도 높인다. 여름철에 늘 먹으면 오장의 기운을 크게 보하고, 또한 진액을 생겨나게 하며 갈증을 멈추고 설사, 이질도 낫게 하고 원기를 크게 보한다'고 기록되어 있다. 그리고 '향약집성방'에서는 '눈은 밝게 하고 신을 덥게 하며 풍은 다스리고 역기를 내리며 먹은 것을 잘 삭히고 곽란으로 힘줄이 땅기는 것 그리고 현벽, 분돈, 냉기, 수종, 반위, 흉만 등 여러 가지 병증을 낫게 한다. 보약으로 쓸 때에는 익힌 것을 쓰고 기침약으로 쓸 때에는 날 것 그대로 쓰며 신허유정에 쓸 때에는 물에 담가 씨를 빼고 쓴다'고 기록하고 있다. 오미자의 광범위한 쓰임새에 놀라지 않을 수 없다.

중국에서는 남부에서 생산되는 오미자를 그대로 먹으면 식욕을 감퇴시키는 역기능을 하고, 북부산은 기침을 멈추게 하는 효능이 있다고 한다. 그런데 두 가지를 합해서 먹으면 상승작용을 하여 더욱 효능이 좋은 것으로 전해 내려오고 있다.

오미자는 육체와 정신적 피로를 함께 느끼는 사람들에게 권장할 만한 약재이다. 스트레스가 심한 중견 샐러리맨과 불규칙한 생활을 하는 언론계 종사자, 수험생들에게도 좋을 것이다. 특히 스테미너를 필요로 하는 중장년층들이라면 오미자차를 장복해 볼만하다.

▶▷ 집에서 만드는 한방약

동양의학에서 한방약은 '생약'을 말한다. 생약이란 약이 되는 자연의 산물, 포괄적으로 식물, 동물, 광물의 일부를 말리거나 화학적이 아닌 방법으로 가공한 것을 총칭하는 말이다. 그러나 대부분의 생약 원료는 식물 즉 약초인 경우이다. 오랜 세월동안 양약과 한약은 그 효능과 안전성을 놓고 서로 팽팽한 줄다리기를 해야 했다. 그러다 지금은 공존의 길을 모색하는 시점이다.

따라서 한방약만이 최고의 약이라고 주장하는 것도 편협된 생각이다. 어느 한 쪽만이 절대적일 수 없다는 것이 속속 밝혀지고 있는 오늘의 의료 현실이다.

다만, 합성 화학약품과 달리 천연 생약을 원료로 한 한방약은 양약에 비해 인체에 미치는 영향 특히 위장장애의 부작용이 적다는 장점이 있다. 따라서 소화기 계통의 병을 앓고 있는 사람들에게 특히 효과가 높다고 할 수 있다..

또 한방약은 체력을 유지시켜 주는 역할을 하기도 한다. 이 때문에 체력이 쇠약한 사람이나 위장이 약한 사람, 양약 알레르기가 있는 사람에게 좋다.

한방약은 흔히 쓰고 입맛에 잘 맞지 않는다고 불평하는 사람들이 많다. 그러나 그것은 잘 모르고 하는 얘기이다. 한방약 중에서도 그윽한 약초 향기를 맡으며 차茶처럼 마실 수 있는 것들이 얼마든지 있다.

여기서 소개하는 것도 그 중 하나인데 비교적 재료들도 구하기 쉬운 것들이고 만드는 법도 간단하다.

우선 '연의 열매'가 있어야 하는데 이것을 중국에서는 '연자'라 하여 옛부터 불로식으로 즐기던 약재이다.

자양, 강정, 피로 회복에 좋다고 한다. 이 연의 열매 20g, 구기자 20개, 대추 5개, 자실 20g 정도 필요하다. 재료를 모두 냄비에 넣고 물 한컵 정도 부어 진국이 될 때까지 푹 삶는다. 한사람이 마실 수 있는 분량의 한방약이다. 맛이 좋아 만일 가벼운 식사 대용으로 하고 싶다면 닭 가슴살을 넣어 스프를 만드는 방법도 있다.

2. 빈혈을 예방하고 치료하려면

▶▷ 빈혈이 있는 분은 평소에 '간'을 먹어야

흔히 동물의 '간' 하면 고단백의 식품으로 잘 알려져 있다. 그런데 간에 각종 비타민과 미네랄이 풍부하게 함유되어 있다는 사실을 모르는 사람이 많다. 간에는 시금치의 5배나 되는 철분이 들어 있어 철분이 부족한 빈혈 여성에게 매우 좋다. 하지만 여성들 중에는 간을 싫어하는 사람이 많다. 간 특유의 냄새가 비위를 상하게 하기 때문이라는 것.

간의 냄새를 제거하는 방법은 의외로 간단하다. 간을 조리할 때 우유에 잠시 담갔다가 하면 냄새도 말끔히 사라지고 우유의 영양소가 그대로 배어 일석이조의 효과를 얻을 수 있다. 그외 또 다른 방법으로 물에 담가도 된다. 물에 담글 경우, 수용성 영양소의 손실을 막을 수도 있다. 만일 그래도 냄새가 맡아진다면 요리시 생강즙을 약간 넣으면 된다.

그런데 요리 시, 가장 신경 써야 할 부분은 신선한 간을 사온 후 바로 조리해야 한다는 것이다. 그래야 간의 영양소를 고스란히 섭취할 수 있기 때문이다. 그리고 간을 구울 때는 물기를 잘 닦아준 후에 굽는 것이 좋다, 일일이 마른행주로 닦으면 된다.

간 요리법 두 가지를 소개하겠다. 먼저 한가지는 소간을 이용한 것인데 간을 같은 크기로 썰어 마늘, 생강, 후추, 설탕, 술로 만든 소스에 재워 둔 후, 간에 녹말가루를 묻혀 충분히 기름을 두른 프라이팬에 지져낸다.

또 다른 방법은 닭의 간을 이용한 요리법이다. 일명 '사발찜'이라고 불리는 것이다. 간의 껍질을 벗겨 믹서에 갈아두고 이것을 닭 한 마리로 만든 스프에 넣어 후추, 술, 난백을 섞어 찌면 된다.

이러한 간찜은 중국 사천성에서 전해 내려오는 매우 호사스러운 음식이다. 증혈효과가 높아 피가 모자라는 사람들에게 제격이라고 한다.

참고로 간을 먹을 때 반드시 알아둘 상식이 있다.

간은 곶감이 든 수정과나 감과 함께 먹을 경우, 간의 철분과 감의 탄닌이 합쳐져 흡수가 잘 되지 않으므로 함께 먹지 않도록 한다. 철분이 있는 식품과 감은 매우 궁합이 안 맞는 사이이므로 잊지 말고 피하는 것이 좋다.

▶▷ 팔방미인, '대추'

옛부터 한약방의 감초처럼 우리네 관혼상제에 빠지지 않은 과실이 대추이다. 크게 표가 나거나 중요히 쓰이지 않으면서도 없어서는 안될 품목으로 대접받으며 묵묵히 그 자리를 지키고 있는 대추. 이 대추가 우리 민족의 심성을 꼭 닮은 과실이라는 평을 듣는 것도 겉으로는 소박하고 절제되어 있으나 속으로는 알찬 영양과 효능을 갖고 있기 때문일 것이다.

  자양 강장 재료로서 모든 보약에 꼭 들어가는 것이 그렇고 빈혈이나 위장병 같은 생활습관병에서부터 이뇨와 배뇨, 체력 증강, 혈압 강하, 진정제의 역할 같은 약리작용까지 하니 어디 하나 미운구석이 있겠는가.

  대추는 어린아이가 보채는 데도 효험이 있다.
  '동의보감', '향약집성방', '본초경소론' 등을 보면 '위장을 튼튼히 하는 힘이 있어 상식常食함이 좋고 경맥을 도와 그 부족을 낫게 하며, 진액과 기운 부족을 향상시키고 온갖 약의 성질을 조화시킨다.' '오래 먹으면 몸이 가벼워지면서 늙지 않게 된다.'고 소개 되어 있다.
  여성과 대추는 특히 궁합이 잘 맞는다. 아기를 낳고 요통이 심할 때는 진하게 달여 먹으면 좋고 진정 효과가 있어 예민한 신경을 갖고 있는 여성에게도 잘 듣는다. 그리고 대추는 피부를 곱게 하는 효능도 갖고 있다고 한다. 대추에 함유돼 있는 비타민, 식이성 섬유, 후라보노이드, 미네랄의 영양 때문일 것이다. 최근에는 노화방지 뿐아니라 항암 효과까지 있는 것으로 알려져 있다.

  대추를 맛있게 먹으려면 검은 빛을 띠는 진한 빛깔의 대추 서른 개 정도에 칼집을 조금씩 넣고 물 3컵을 부어 양이 반으로 졸 때까지 달인다. 이것을 차 대신 마시면 불면증이 없어지고 깊은 잠에 빠질 수 있을 것이다. 계속 장복해 마시면 위에서 열거한 대로 여러 가지 병증, 특히 빈혈에 효과가 뛰어나다고 한다.

불면증이 심한 환자들이라면 몇가지를 더 첨가하면 된다.

대추 20g, 용안육 20개, 벌꿀 약간, 물 2컵을 약불에 푹 달인다. 양이 반으로 줄면 그것을 마신다. 수면제보다는 즉효성이 떨어지지만 부작용이 없고 근원적인 체질 개선에 도움을 줄 것이다.

대추의 품질은 우리나라가 단연 으뜸이다. 알려진 바로는 밀양의 표충사 인근에서 생산되는 것이 가장 질이 좋다고 한다.

▶▷ 궁합이 잘 맞는 메기와 검은 콩

최근 한 신문에 이런 기사가 소개됐다.

- 열대메기 양식이 적극 권장되고 있는 가운데 북한의 평양에 최근 열대메기 전문 요리식당이 등장했다고 노동당 기관지 노동신문 최근호가 전했다.

노동신문은 "최근 평양의 여러 곳에 메기요리를 전문으로 하는 식당들이 꾸며지고 있다"면서 "모든 것이 부족한 때에 메기요리를 전문으로 하는 식당들이 생겨나 식생활 개선에 밝은 전망이 열린 것은 기쁜 일"이라고 보도했다.

북한은 최근 온천물을 이용해 열대, 아열대 지방에서 서식하는 열대메기의 인공번식과 양식에 성공, 대대적으로 메기 양식에 나서고 있다.

이와 함께 열대메기는 단백질과 비타민, 지방 등 각종 영양소가 풍부하다고 홍보하며 찜, 탕, 튀김, 국, 조림 등 각종 요리의 품평회까지 열고 메기요리 보급에 힘쓰고 있다. -

평양에 메기 전문 요리점이 등장하게 된 것은 김정일 주석이 노동당 총비서시절 메기식당을 만들어 보급할 것을 지시한 것이 계기가 됐다고 한다.

메기는 값 싸고 맛있는 데다 그 영양 또한 뛰어나 빈혈, 신장병, 귀울림, 난청 등으로 고생하는 사람들에게 효과가 높다고 한다. 북한에서까지 메기요리 붐이 일고 있는 것을 볼 때 우리나라 사람의 몸에 메기가 좋은 궁합음식인 것이 분명한 모양이다.

메기 요리에는 신문보도에서 언급된 것처럼 여러 가지가 있으나 그 중에서 특히 강정효과가 있는 것은 메기와 검은콩을 이용해 삶은 요리이다.

먼저 아가미와 내장을 도려내 냄새가 가신 메기를 물로 잘 씻어 마른행주로 물기를 제거한다. 머리는 강정에 좋은 부위이므로 남겨둔

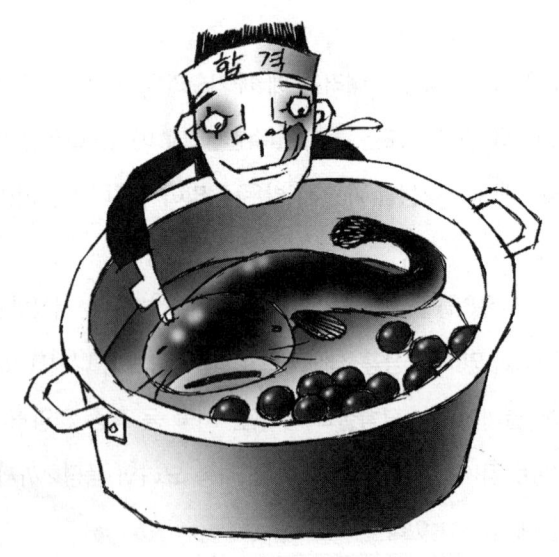

다. 검은콩은 40g 정도를 물에 네다섯 시간 정도 담가서 불렸다가 건져낸다.

　데운 냄비에 기름을 둘러 메기를 넣고 마늘, 생강과 검은콩을 넣은 후 물을 한컵 가량 붓는다. 끓으면 불을 줄이고 한 시간 동안 뜸을 들인다. 그런 후 뚜껑을 열어보면 맛있는 냄새와 함께 완성된 요리를 음미할 수 있다. 소금과 조미료는 각기 기호에 맞춰 먹기 직전 넣는다. 국물이 졸지 않고 자작할 때 먹는 것이 좋다.

　메기는 정력에, 검은콩은 두뇌를 좋게 하는 식품이기 때문에 정신적인 노동을 하는 사무직 종사자나 전문직에게 권하고 싶은 요리이다. 특히 시험을 앞둔 수험생에게 좋다.

　메기는 민물고기 중 강정, 강장식품으로 칼슘과 단백질이 풍부하여 술안주는 물론이고 여름철 보양 음식으로도 훌륭한 재료이다.

3. 신경쇠약과 불면증 해소법

▶▷ 신경쇠약에 좋은 '호두'

음력 정월 보름, 예로부터 우리 민족은 부럼으로 호두를 먹는 풍습이 있다. 중국에서도 우리와 똑같이 정월에 아이들에게 호두를 나눠주며 덕담을 하는데 이는 호두가 두뇌에 좋은 고단백 식품으로 널리 인식되어진 까닭이다. 호두는 식용으로도 쓰이지만 약용으로도 그 효능이 높다.

영양성분 중 지방이 가장 많으며 그 다음으로 단백질, 탄수화물 순이다. 그런데 호두가 지닌 단백질은 육류보다 풍부하고 지방은 돼지고기의 두 배 가량이 함유되어 있다.

그러나 호두에 함유된 지방은 우리 몸에 유익한 불포화지방산으로 동맥경화, 심장병, 고혈압에 걸릴 염려가 없다. 불포화지방산 중에서도 리놀산과 리놀레인산은 일명 비타민 F라 불리는 것이다. 리놀산은 혈압을 떨어뜨리고 겨울철 동상을 예방하며 추위를 이겨내는 데도 큰 도움을 준다.

특히 40대 이상의 중년들에게 호두는 좋은 식품이다. 성인이 매일 호두 3개씩을 먹으면 하루에 필요한 지방량을 무난히 보충할 수 있다. 또한 오랫동안 병석에 누워 몸이 쇠약해진 사람에게도 빠른 쾌유와 회복을 돕는다.

호두는 그 외에도 신경 쇠약이나 불면증에 효과가 있는데 불면증에는 한달 간 매일 세 알 씩, 신경쇠약에는 하루 두 알씩을 3개월 간 지속적으로 먹으면 효과를 본다는 것. 한편 호두에는 비타민 B_1과 칼슘, 인, 철분이 고루 들어있어 매일 한 알씩 호두를 먹으면 피부에 윤기가 나고 머리칼이 고와지며 노화방지에 놀라운 효과를 발휘한다고 한다. 이밖에도 콩팥의 기능을 강화시켜 이뇨 작용이 촉진되고 요통, 관절염, 어린이의 경기에도 두드러진 효과가 있다.

▶▷ 우울증을 고치는 '연蓮의 열매'

호머Homer의 오딧세이The Odyssey는 트로이 전쟁이 끝난 후 영웅 율리시즈가 자신의 고향으로 돌아가며 겪어야 했던 모험을 그린 대서사시다. 이 책에는 한 신비한 식물 이야기가 나오는데 그것을 먹으면 나라도, 집도, 가족도, 친구도 모두 잊게 된다고 한다. 그 식물이 바로 연蓮의 열매이다.

연은 전혀 버릴 것이 없는 식물이다. 흔히 알고 있는 '연근'을 제외하고도 연꽃, 연잎, 열매, 씨앗까지 모두 약재로 사용된다. 여기서는 그 중 연의 열매에 대해 알아보자.

일찍이 서양의 먼 옛날, 호머가 연의 열매를 알고 있었듯 이것은 동서양의 불가사의한 식물의 하나로 통한다. 실제로 오딧세이의 이야기처럼 사람의 기억을 잃게 하는 성분은 없다. 오히려 탁한 피를 없애고 새 피를 돌게 해 더욱 맑은 정신을 갖게 한다.

신경쇠약 질환을 앓고 있는 사람에게도 좋은 식품이다. 증상에는 항상 피곤하고 건망증이 심해지며 새벽이 되도록 잠을 이루지 못하는 불면증 환자, 매사 비관적인 생각으로 우울증이 깊어진 사람들이 모두 해당된다.

중국에서는 좀더 다른 용도로 연의 열매를 사용했다. 주로 상류층의 여인들 사이에서 미용식 대용으로 사용되었다. 매일 조금씩 간식처럼 몇 가지 종류의 한방약과 함께 수시로 달여 먹었는데 만드는 법은 다음과 같다.

연의 열매 1인분 30개, 자실 15g, 율무 25g, 말린 용안육 4g을 한 시간 반 가량 달여서, 벌꿀을 넣고 미각을 돋구면 연의 열매를 이용한 엑기스가 완성된다.

말린 용안육은 특히 신경 안정작용이 뛰어나 불면증에 좋다고 한다. 중국 청나라의 그 유명한 서태후가 잠들기 전 꼭 마셨던 비밀식이기도 하다.

연의 열매는 또한, 기력을 왕성하게 하고 모든 질병을 물리치며 오래 복용하면 몸이 가벼워지고, 수명까지 연장시켜주는 효능이 있다고 한다. 그리고 겨울철 동상에 걸렸을 때도 연의 열매를 찧어 환부에 바르면 특효가 있다.

이외에 간장이나 췌장병의 예방에도 좋은 역할을 한다. 한방에서는 설사를 자주 하는 사람, 위장이 약한 사람에게 처방할 때도 쓴다. 그 밖의 식품으로는 만두속으로 쓰이거나 부드럽게 쪄서 벌꿀에 재워 스프를 만들기도 한다.

▶▷ 굴에서 추출한 자연 조미료 '호유'

　비타민과 미네랄의 보고 '굴'은 철분, 칼슘 등이 많은 산성식품이다. 또한 소화흡수가 잘되고 영양가도 높아 세계적인 강정식품 중 하나이다. 레몬을 곁들인 굴 요리는 프랑스 요리로 유명하고, 중국에서는 훌륭한 강정 식품으로 전해 내려온다. 보통 굴에는 레몬즙을 짜 넣어 먹으면 맛이 좋고 영양의 균형도 잘 맞는다. 굴이 산성 식품인 반면 레몬은 강한 알칼리성 과일이기 때문이다.

　중국에는 '진주굴'이라는 무척 비싼 굴이 있다. 향미가 일품이라 한 번 먹어본 사람은 평생토록 잊지 못하는 음식이 된다는 것이다. 또한 뛰어난 강정 효과로 일등 스테미너 요리라는 것.

　한방에서는 땀을 흘리지 않게 하고 신경쇠약에 효과가 있으며, 뇌일혈과 불면증에 좋다고 한다. 굴 껍질은 간장 및 장질환에 쓰이고 만성 두통을 앓고 있는 사람이 가루를 내어 달여 먹으면 효과가 있다고 한다. 그러나 이것은 잘 생각해보고 실천해야 한다. 굴껍질 성분의 대부분이 석회질이라고 하기 때문이다.

　그리고 좋다고 굴을 포식하면 소화불량이나 설사를 할 수 있다. 이럴 때는 감초甘草와 생강을 달여 마시면 깨끗이 낳는다.

　중국에서는 굴로 '호유'라는 조미료를 만든다. 만드는 법과 저장법이 간단하므로 가정에서 쉽게 만들어 냉장고에 보관해 놓고 요리를 할 때 조금씩 꺼내어 쓰면 편리하다.

　만드는 방법은 다음과 같다.

싱싱한 굴을 사서 냄비에 넣고 굴이 잠길 정도로만 물을 부은 후 약불에 푹 삶는다. 물이 졸아들면 걸쭉한 소스상태가 되는데 그것이 바로 중국인이 쓰는 굴 조미료 '호유'이다. 굴 10kg에 호유가 180cc 정도 나온다.

우리나라 사람들이 시중에서 파는 화학 조미료로 요리를 할 때, 중국의 가정에서는 천연 조미료 '호유'를 사용해 음식을 만든다. 여기서 중국인의 건강비결을 엿볼 수 있다.

장수는 안해도 좋으니 굵고 짧게 살고 싶다는 사람들이 있다. 하지만 짧게 살아도 건강하게 살고 싶다면 다른 나라의 유익한 건강정보도 알아둘 필요는 있을 것이다.

제 2장 병을 예방하고 치료하는 약선

1. 각종 생활습관병을 고치는 음식

▶▷ 당뇨병에 좋은 '마제초馬蹄草'

당뇨병의 원인은 다양하다. 유전 체질을 가진 경우, 췌장기능에 이상이 있는 경우, 또는 비만이나 스트레스 등, 거기에 연령대도 점점 낮아지고 있는 추세이다. 일단 당뇨병에 걸리면 몸이 점점 나른해져 자주 피곤함을 느끼고, 목이 말라 물을 많이 마시게 되며, 공복감이 심해져 자주 먹는데도 몸은 점점 야위어만 간다.

더욱 병이 깊어지면 몸의 저항력이 떨어져 혈관장애나 신경장애와 같은 합병증이 생길 수 있다. 또한 상처가 생기면 잘 낫지 않고 금새 곪으며, 음부가 짓무르기도 한다. 성욕이 감퇴되고 눈이 흐려지다 심할 경우 실명의 위기에까지 이른다.

편자는 이 당뇨병으로 인해 큰 화를 입는 경우를 많이 보았다. 대부분이 고혈압이나 동맥경화, 신부전증 같은 합병증이 생겨 병세가 악화된 경우였다.

지금까지도 당뇨병은 암과 더불어 현대의학의 한계로 인식되고 있는 질병이다.

당뇨병으로 고생하는 분들에게 조금이라도 도움이 됐으면 하는 마음에서 한방 약재 하나를 소개한다. 바로 마제초馬蹄草라 불리는 약재이다.

이것은 주로 따뜻한 지방의 습지에 서식하는 식물로 제주도를 제외한 우리나라 전역에서 채취가 가능한데 태백산 자락에서 많이 자라고 있다. 또한 일본, 중국, 캄차카 등지에서도 서식한다.

재배가 수월해 대량생산이 가능한 마제초는 연蓮과 매우 흡사하게 생겼고 표면은 새까맣지만 얇은 껍질을 벗기면 속에 새하얀 열매가 나온다. 중국에서는 이것을 가루로 빻아 팔고 있다. 마제초에는 독특한 효소가 함유돼 있어 고기 요리시 이 가루를 넣으면 기름기가 없어져 매우 담백한 맛을 즐길 수 있다.

당뇨병 환자들은 그늘에 말린 건초 10g정도를 500cc~600cc의 물로 절반이 될 때까지 달여 아침, 점심, 저녁 세 번을 식전에 마시면 된다. 단, 건초에는 유독한 성분이 있으므로 정해진 양보다 많이 음용하게 되면 구토나 복통 등에 시달릴 수 있다.

당뇨병의 치료법은 따로 없다. 규칙적인 생활자체가 치료법이다. 평소 스트레스나 피로가 쌓이지 않도록 주의하고 과식과 과음을 삼가야 한다. 충분한 휴식과 적절한 운동, 그리고 편안한 마음으로 병에 집착하지 않고 즐거운 생활을 하려는 자세가 필요하다.

참고로, 마제초는 당뇨병 외에 타박상에도 효과적이다. 생잎을 으깨 그 즙을 바르면 상처가 아물고 흉터가 남지 않는다.

▶▷ 위장병을 고치는 '오징어 뼈'

입에서 항문까지 음식물이 지나가는 통로 중 한 군데만 탈이 나도 고생이 말이 아니다. 그 중에서도 위와 장은 소화계의 핵심부라고 할 수 있다. 주위를 둘러보면 위장병을 앓고 있는 사람을 흔히 볼 수 있는데 위염이나 위궤양이 대부분이다.

만성 위염은 '구체'라고 해서 오랜 시간 소화불량으로 식욕이 없고

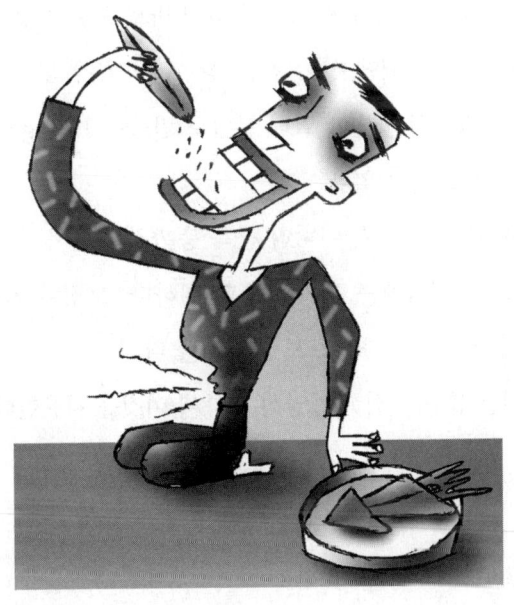

음식을 보기만 해도 구토를 하는 증세이다. 조금만 먹어도 배가 부르고 가슴이 답답하며 통증과 함께 속이 쓰리기도 한다. 대부분이 급성 위염에서 발전되는데 속이 좋지 않은 상태에서 술과 담배, 스트레스가 겹치면 만성위염으로 진행한다. 한방에서는 오래산, 안중산, 군자탕, 보위산 등으로 치료하고 민간 요법으로는 오징어 뼈烏賊骨를 쓴다.

오징어 뼈라고 하면 생소하게 느끼는 분이 많을 것이다. 이는 갑오징어 즉 큰 오징어의 갑甲을 뜻한다.

뼈를 씻어 소금기를 빼고 물기를 닦아 볕에 하루 동안 말려 사용한다. 그런다음 바싹 마른 뼈를 누르스름한 빛이 돌도록 불에 굽는다. 이것을 분말 형태로 곱게 갈아 감초 가루와 함께 섞어 하루 1g씩 먹으면 된다. 위산과다인 경우는 즉효가 있어 바로 쓰린 증상이 가신다.

또한 저산증으로 위에 산이 적을 경우는 삽주뿌리(창출)를 쌀뜨물에 하루만 담갔다가 햇볕에 말려 분말로 만들어 1회 4g씩 1일 3회 식후에 복용하면 효과가 있다.

위궤양은 위가 점막 뿐 아니라 근육 층까지 헐은 상태로 윗배가 쥐어짜듯 아프고 빈속에는 속쓰림이 더 심하다. 오징어 뼈는 위궤양의 출혈을 멈추게 하는 지혈제로도 효과가 높다.

중국에서는 통증이 심한 궤양성 위통에 이것을 사용한다.

▶▷ '부추 즙'으로 고치는 내출혈

중장년기는 많은 생활습관병에 노출되어 있는 시기이다. 그 중에서도 내출혈은 고통스러운 질병 중의 하나이다. 소리 소문 없이 유발돼 상황이 급작스럽게 악화될 경우 즉시 응급 구조를 요청해야 한다.

병증은 다양한 형태로 나타나는데 흔히 기침이나 토할 때 또는 배변 시에 피가 보이며 피부가 차가워지고 얼굴 색이 창백해진다. 또한 이 증상이 나타나면 현기증을 느껴 몸을 가누기 조차 힘들어진다.

한방에서는 내출혈의 응급 처방으로 '부추'를 쓴다.

옛날 중국에서는 죄인을 문초할 때 심한 매를 때렸는데 급작스럽게 내출혈이 유발되면 부추를 가져와 죄인을 살려냈다고 전한다. '본초강목本草綱目'에는 온신고정溫腎固精의 효과가 있다고 기록되어 있다. 이는 부추의 성질이 따뜻하다는 말인데 날 것으로 먹을 경우 통증을 멎게 하고 독을 풀어준다. 반면 익혀 먹으면 위장을 튼튼히 한다. 그런 까닭에 부추는 일명 '기양초起陽草'라고도 불린다.

부추는 동부아시아가 원산으로 부추 재배가 가장 발달한 나라는 일본이다. 그밖에 중국, 필리핀, 태국, 인도에도 부추 자생지가 있다.

우리나라에도 부추를 재배하는 지역이 많다. 그 중에서도 경북 포항 부추는 가락동 농수산물 도매시장의 시설부추 반입량 대부분을 차지할 정도로 유명하다고 한다.

부추의 식품적인 활용도는 매우 폭넓다. 다양한 요리의 단골재료다. 몸을 덥게 하는 보온효과가 있어 몸이 찬 사람에게 좋으며 상식하면 감기예방에도 좋다.

또한 한방에서는 그 열매를 구자라고 하여 비뇨기계 질환의 긴요한 약재로 쓴다. 그밖에 혈액정화, 강장, 강심제로도 이용한다.

계단에서 굴러 떨어졌거나, 겨울철 빙판에서 미끄러졌을 때, 타박상을 입고 멍이 들었을 때도 생부추를 으깨 갈아 즙을 내 먹으면 매우 효과적인 응급처방이 된다. 만일 급하게 부추를 구할 수 없을 때는 생강으로도 같은 효과를 얻을 수 있다. 이 민간요법은 타박상을 자주 입는 운동선수들에게 요긴하다.

생강을 이용한 치료제를 만드는 법은 간단하다.

생강 큰 것 1개를 곱게 다져 차 스푼으로 소금 한 숟갈을 넣고 물기를 짜내 환부에 바르면 된다. 생강은 부추처럼 환부에 침투해 통증을 멈추고 멍을 빨리 가라앉게 한다.

중국의 외과병원에서는 이 부추를 통증완화제로 챙겨 두는 곳이 많다. 물론 가정에서는 이미 상식화 되어 있다. 중국에는 '구왕'이라는 부추가 있는데 이름대로 부추 중 가장 좋은 품종이다. 이 구왕은 맛이 뛰어나고 굉장한 강정식으로 대접 받는다.

음식물에 체해 설사를 할 때는 부추된장국을 끓여 먹으면 효력이 있다. 그 밖에 산후통, 치질 및 혈변, 치통, 변비, 구토증을 치료한다.

▶▷ 췌장과 신장에 좋은 '자실茨實'

'자실'은 중국이 원산지인 약재로 한방약이나 요리에 많이 쓰이는 중국 특유의 식품이다. 중국에서는 자실을 이용해 스프를 만들거나 술을 담가 먹기도 한다. 자실은 중국 대부분의 지방에서 고루 서식하는 대중적인 식물로 그 열매는 매우 인기가 높은 식품이다.

영양적인 측면도 탁월해 여러 가지의 병에 효과가 있다.

췌장이나 신장에 좋고 통풍痛風에도 잘 듣는다. 또한 신경통과 만성 설사에도 효험이 있다. 꾸준히 먹으면 난청, 난시도 없어지고 각기병과 냉증에도 좋다. '본초종신'에는 '해서열주독解暑熱酒毒'이라 하여 한 여름 땡볕때문에 걸리는 열사병의 열까지도 없애주고 주독을 잠재운다고 쓰여있다. 또한 이 자실을 산약이나 매실, 연꽃심, 용안육의 가루와 함께 끓여 걸쭉한 스프를 만들어 먹으면 건강한 췌장을 만들 수 있다.

▶▷ 홍콩 상류층에서 차茶대신 마시는 '석곡石斛'

듣기에도 생소한 '석곡'이라는 약초의 이름을 아는 분은 별로 없을 것이다. 구하기도 쉽지 않지만 그 값 또한 만만치 않다. 쉽게 예를 들어 비교하자면 '인삼'보다 훨씬 비싸다.

'석곡'은 풍란風蘭과 함께 착생란着生蘭에 속하는 난으로 관상용으로도 우수하며, 한방과 민간에서 활신, 소염, 강장, 요통, 건위 등의 약재로도 쓰이는 자생란이다.

같은 종이 일본과 대만에서도 자생하고 있으나 우리나라에는 오직 Dendrobium moniliforme 한 종만이 자생하는 것으로 알려져 있다. 깊은 산 속의 바위나 나무에 붙어 자생하는 석곡은 동양란에서는 독특한 형태를 지닌 품종으로 자태와 무늬의 변화가 매우 다채롭게 나타나며 꽃빛깔이 아름답고 또한 매우 향기롭다.

조선시대 '동국여지승람東國與地勝覽'에 처음으로 기록되어 있는 석곡은 약재로 널리 쓰였으며 제주도에서 많이 자생한다는 기록이 있다. 심심 산중의 절에서 도를 닦던 승려들이 석곡의 줄기를 햇볕에 말려 가루로 만들어서 차를 마시듯 수시로 장복했다는 이야기도 있다. 또한 중국의 본초강목本草綱目에도 귀한 약재로 쓰였다는 기록이 남아 있다.

중국에서는 확산 석곡이 그 중 명물로 통한다.

유익한 호르몬 분비를 도와주고, 해독작용을 하는 석곡은 특히 홍콩의 상류가정에서 즐겨 찾는 약재 중의 하나다. 비싼 가격에도 상관없이 석곡을 차 대신 마신다고 하니 인생에서 건강을 최고로 가치로 여기는 중국인의 한 단면을 엿볼 수 있다. 또한 요즘은 석곡과 인삼, 국화 등을 섞은 약차 '확득 건강차確得健康茶'라는 것이 시판되어 담배나 술을 즐기는 사람에게 인기가 높다고 한다.

우리나라 석곡은 주로 제주도나 홍도, 대흑산도, 완도, 거제도 등지와 같은 남부해안의 도서지방에 분포한다. 제주도 한라산의 경우처럼 800m의 고지에서 자라는 경우가 많은데, 요즘은 그리 높지 않은 지역에서도 많이 발견되고 있다고 한다.

▶▷ 진시황도 애용했던 '구기자 차'

진시황이 불로초라 하며 즐겨 애용했다는 구기자는 여러 기록에도 강정식으로 나와있는 약재이다. 구기자는 체질이 허한 몸을 보하고, 정력을 증강시키며 노화를 방지한다. 또한 눈을 밝게 하고 동맥경화나 근육통, 류머티스 관절염, 당뇨병에도 좋다.

간장과 비장의 기능을 활발하게 해 피로회복에 좋으며 위장을 튼튼히 하고 소화기능을 향상시켜 체중감량에도 효과적이다. 그 외 고혈압과 중풍 예방에도 도움이 되는데 특히 여성들이 구기자를 자주 섭취하면 피부가 고와진다고 한다.

구기자는 예로부터 한방이나 민간 약으로 자주 이용되어 왔다.

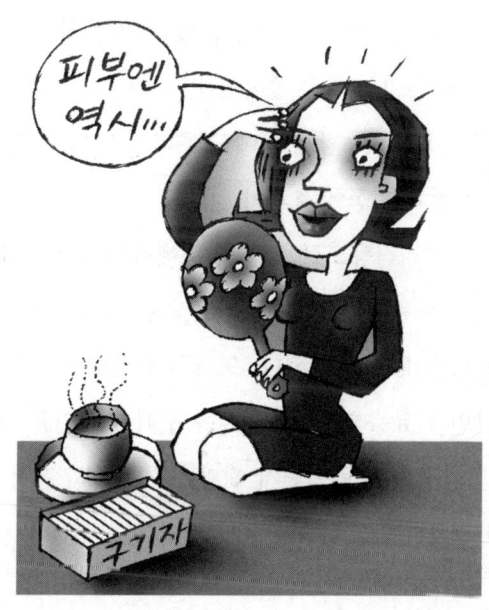

'본초강목'에 의하면 구기자가 '봄과 여름에는 잎을 채취하고 가을에는 줄기와 열매를 채취하여 섭취하면 몸이 가벼워지고 기운이 솟아난다'고 했다.

우리나라 뿐 아니라 일본과 중국도 구기자를 민간에서 즐겨 사용하고 있는데 우리가 알고 있는 가장 친숙한 이용 방법은 차로 달여 마시는 것이다. 구기자 차는 독성이 없어 장기간 마실수록 좋다고 한다. 차를 만드는 방법에는 잎을 이용하는 것과 열매를 이용하는 두 가지의 방법이 있는데 여기서는 구기자 열매를 이용해 차를 만드는 법을 소개한다.

먼저 구기자 15g과 물, 1000cc, 약간의 꿀을 준비한다. 찬물에 깨끗이 씻은 구기자 열매를 주전자에 넣고 준비한 물을 부어 붉은 색이 돌 때까지 푹 끓인다. 여기에 꿀이나 설탕, 약간의 생강과 계피같은 향신료를 가미하면 맛이 더욱 좋아진다.

열매나 잎을 이용하는 방법 외에도 뿌리를 달여 마시는 방법이 있는데 이것은 각혈과 치통에 효과가 있다.

이렇게 많은 약리작용으로 인해 일부에서는 구기자를 만병통치약으로 잘못 알고 오용하는 경우도 적지 않다. 그러므로 사례와 문헌에 너무 의존해 남용해서는 안 된다. 또 일시적으로 효과가 있다고 해서 그 동안 해왔던 치료를 그만 두고 계속 구기자 차만을 음용하는 일도 어리석은 일이다. 차로 즐기면서 적당량을 꾸준히 음용했을 때 바라던 치료효과도 나타남을 명심해야 할 것이다.

▶▷ 자연이 내린 보약, '매실梅實'

매실이란 매화나무의 열매를 말한다. 중국이 원산지이며 옛부터 약재로 사용되어 민간에 그 효능이 널리 알려져 있는 과실이다. '신농본초경'에 의하면 '매실은 맛이 시고, 독이 없으며, 기를 내리고, 열과 가슴앓이를 없게 한다. 또한 마음을 편하게 하고, 팔다리와 몸의 통증을 멈추게 하며, 반신불수와 죽은 피부가 살아나게 한다. 설사를 멈추게 하고 갈증을 해소하며 근육과 맥박의 활기를 찾게 한다' 고 나와 있다. 그밖에도 '본초강목'에는 '혈액을 정상으로 만들고, 내장의 열을 다스리며, 주독을 없애고, 종기와 담을 없앤다' 고 씌여 있다. 뿐만 아니라 우리나라 '동의보감', 일본의 '만엽집'에도 매실에 관한 내용이 수록돼 있다.

많은 의서와 문헌들 속에서 종횡무진 활약하는 매실은 이미 과실을 떠나서 약재로 그 효능을 널리 인정받고 있다. 특히 매실 속의 '구연산'이라는 성분은 인체의 신진대사를 원활하게 해 피로회복과 생활습관병 예방, 노화방지에 탁월한 효과가 있다고 한다.

또한 매실의 신맛은 침의 분비를 자극해 갈증을 억제한다고 하는데 중국의 명서, 삼국지에도 그에 대한 일례가 실려져 있다. 지략가인 조조가 지쳐서 더 이상 앞으로 나아가지 못하는 병사들에게 주위에 열린 매실을 따먹게 했다는 내용이 그것이다. 갈증해소에 매실의 신맛을 이용한 조조의 지혜가 보통이 아님을 보여주는 대목이다.

매실은 이 밖에도 몸 속의 3독을 없앤다는 말이 있나. 음식물외 독과 혈액 속의 독, 물의 독을 일컫는 것인데 매실 속에 있는 어떤 성분이 몸에 해로운 독성물질을 분해하는 역할을 하기 때문이라고 한다. 최근에는 항암효과까지 있는 것으로 알려져 있다.

　쉽게 집에서 만들어 오래도록 두고 음용할 수 있는 '매실주' 만드는 법을 소개한다.
　우선 매실 800g 정도를 잘 씻어 물기를 완전히 없앤 후, 준비된 용기에 매실을 넣고 적당량의 소주(1800ml)를 붓는다. 설탕(50g)을 넣고 용기를 잘 밀봉해 서늘한 곳에 보관하면 된다. 숙성 기간은 길수록 좋다. 보통 1년이 지난 후부터 마시는 것이 좋은데 이때, 주의해야 할 점은 수시로 많은 양을 마시지 말고 매일 공복에 한차례씩 간격을 두고 마셔야 한다.
　장복하면, 변비도 없어지고 피부가 눈에 띠게 고와지는 등 효과를 몸소 체험할 수 있을 것이다. 거기에 산성이었던 체질을 알칼리성으로 바꾸어주는 체질개선 효과도 기대할 수 있다.
　매실주 외에도 매실을 이용해 엑기스, 장아찌, 주스 등은 쉽게 만들 수 있으므로 집에서 여러모로 응용해 봄직하다. 수시로 섭취하면 여러가지로 도움될 것이다.

▶▷ 심신을 치료하는 '국화차菊花茶'

　국화는 매화와 난초, 대나무와 함께 사군자의 하나로 꼽히는 꽃이다. 옛부터 많은 문사들의 마음을 사로잡아 시詩와 그림의 단골 소재가 되어 왔다. 서정주의 시 '국화 옆에서'에서는 '내 누님같이 생긴

꽃'이라 읊어져 많은 이들의 가슴을 울렸으며, 중국의 도연명은 국화를 매우 사랑해 '국화시인'이라는 별칭을 얻기도 하였다. 국화는 우리네 삶 속에서 꽃 이상의 어떤 향수와도 같은 서정을 불러일으킨다.

국화는 또한 약재로서도 매우 풍부한 효능을 지니고 있어 우리나라 사람들의 몸에 잘 맞는 화초이다.

들국화甘菊는 몸을 덥혀주는 효능이 있어 차로 수시 음용하면 월경불순, 냉증을 다스려 주며 소화가 안 되는 사람들은 식후에 뜨겁게 마시면 금세 속이 편안해진다. 여러 문헌의 기록을 보면, 옛날 우리의 조상들이 국화를 감초물이나 설탕, 소금 등에 하루종일 담가서 그 독기를 빼낸 후 말려 차로 마셨다는 대목이 나온다.

서양의 꽃차 중 가장 유명한 것이 자스민 차라면, 우리에게는 나름대로 국화 차가 있었던 셈이다. 그것은 중국도 마찬가지였다. 중국에서는 가을에 달콤한 향이 도는 갓 피어난 소륜 국화를 따서 그늘에 말린 후 이것을 4~6개 정도 달여 하루에 세 번 차로 마셨다. 이 차는 이뇨 작용과 함께 고혈압 증세의 완화효과도 있다. 고혈압에 따른 안저출혈로 시력이 갑자기 저하되는 경우에도 좋다.

따로 국화차를 끓이는 것이 귀찮다면 이런 방법도 있다.

평소 마시는 녹차에 국화 꽃잎을 한 장 띄워 마시면 된다. 중국에서는 이것을 일컬어 향편香片이라 한다. 말 그대로 향기의 조각이란 뜻이다.

일찍이 중국의 명의 화타는 꽃 향료를 주머니에 싸서 환자의 몸에 지니게 하거나 침상 위에 걸어 놓게 하여 폐결핵과 선사 등을 치료하였다고 한다. 이른바 요즘 한창 자연의학으로 각광받는 향기 치료를 했던 셈인데 중국인의 앞을 내다보는 의술에 경탄하지 않을 수 없는 부분이다.

기회가 되면 깊은 가을의 향기를 한껏 품고 있는 국화차를 한번 마셔 보심이 어떠할지. 그 향기가 마음을 치료하고 육체에 새로운 활력을 불어넣어 줄 것이다. 그러면 절로 시심詩心이 동할지도 모를 일이다.

▶▷ 십장생 속의 불로초, '영지버섯'

산삼과 더불어 신묘한 상약으로 예로부터 불로장생의 명약 중 하나라 일컬어진 '영지버섯'은 중국에서 '신지' 혹은 '상지', '여의지'라고 불리며 귀한 약재로 쓰이고 있다.

중국과 우리나라 뿐 아니라 북아메리카, 유럽 등에 널리 분포하고 있는 자생식물로 분류학적으로 60여 종이 있다고 발표된 바 있다. 그러나 영지의 원산지는 단연 중국과 우리나라이다.

사람의 발길이 없는 깊은 산속 오래된 고사목의 뿌리에 희귀하게 자라는 영지버섯은 산삼만큼이나 자연산을 구하기 힘든 약재이기도 하다. 건강장수를 상징하는 십장생도의 불로초가 영지라는 설이 있을 정도로 귀한 이것은, '사람이 먹으면 영험한 효험이 있다' 해서 '영지'라는 이름을 얻게 되었다. 중국에서는 영지가 발견되면 대단한 길상이라 여겨 백성들에게 술과 고기를 내어 성대히 잔치를 베풀었다는

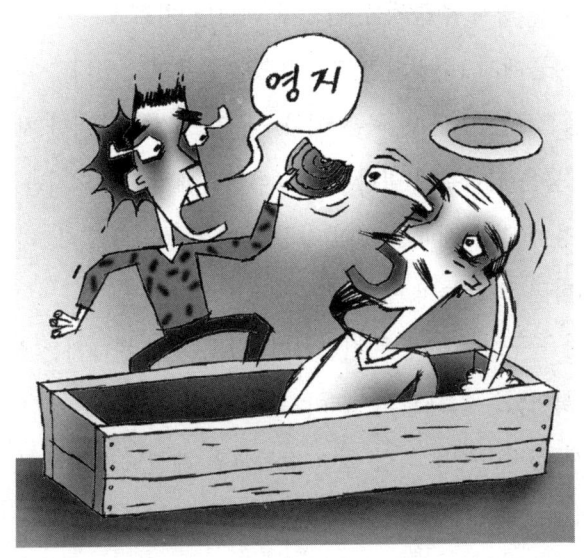

이야기가 있다. 하지만 요즘은 대량재배의 성공으로 어렵지 않게 영지버섯을 구할 수 있게 되었다.

특히 이 버섯은 암환자들이나 난치병을 앓고 있는 사람들에게 각광을 받고 있는데 그것은 암에 대한 면역력을 높이는 항암 성분이 발견되면서 부터였다. 그 밖에도 당뇨병, 동맥경화, 협심증, 뇌졸중, 심근경색증 등에도 효능이 있으며 불면증, 견비통, 신경통, 천식, 급만성 간염에도 효과가 좋다고 알려져 있다.

'본초강목'에는 '영지가 눈을 밝게 하고, 간장과 오장을 보호하며, 심기를 보강시키고, 정신을 안정시키며, 혈액순환을 도와 심, 폐, 간 등 장기를 보호해 준다'고 기록돼 있다. 의료계에서도 많은 연구를 시도하고 있는데 속속 새로운 효능이 밝혀져 실제 임상에 응용하고 있다. 현재, 영지 추출액을 이용해 백혈병 치료에 사용하고 있으며, 간암 환자들에게 1순위의 민간요법으로 활용되고 있다.

최상품으로는 수십 년 묵은 매화나무의 등걸에 생겨난 자연산을 꼽는다. 보통은 참나무와 밤나무의 그루터기에서 자생되지만 요즘은 톱밥을 이용해 인공 재배된 것이 가장 많이 유통되고 있다. 하지만 자연산에 비하면 그 효능이 매우 떨어진다고 한다.

자연산을 구하는 요령은 간단하다. 잘게 잘라 판매하는 상품보다는 모양이 살아있는 그대로의 형태를 잘 관찰해 구입하면 된다.

집에서 영지버섯을 직접 달여 장복하면 체질도 개선되고 생활습관병도 예방할 수 있어 도움된다. 맛이 좀 쓰긴 하지만 좋은 약일수록 쓴맛이 강하므로 참고 마셔야 한다. 되도록 엑기스 그대로 마시는 것이 좋지만 번거롭고 입에 맞지 않을 수도 있으니 보리차를 끓이듯 작게 조각을 내어 평소에 수시로 마시는 물로 음용해도 된다. 영지를 달여 내고 남은 것은 세수를 하거나 몸을 씻을 때 사용해도 무방하다. 또 꿀과 섞어 꿀차를 만들어 먹는 방법도 있다.

시중에도 영지버섯을 이용한 가공음료가 많이 나와 있지만 직접 달여 마시는 것과는 비교가 되지 않는다. 함량도 미미할 뿐더러 효능 면에서도 큰 효과를 기대할 수 없기 때문이다.

중국에서는 영지버섯을 만병통치약처럼 생각해 상시 달인 물을 복용하며 건강을 관리하는 사람이 적지 않다. 이들처럼 우리도 한가지 병을 치료하고 다스리는 데 목적을 두지 말고 여러 병을 예방하고 면역력을 기르는 데 응용하면 좋을 것이다.

병이 찾아오고 난 후 뒤늦게야 건강관리에 힘을 기울이는 것처럼 어리석은 일이 또 있을까. 소 잃고 외양간을 고치지 말고, 일찌감치 외양간을 튼튼히 만들어 두는 지혜가 필요한 것 아니겠는가.

▶▷ 쓴 약이 몸에는 좋다

양약고어구 이리어병 충언역어이 이리어행
良藥苦於口 而利於病, 忠言逆於耳 而利於行.

논어에 나오는 공자의 말로 '좋은 약은 입에는 쓰지만 병에는 이롭고, 충고는 귀에는 거슬리지만 행실에는 이롭다.' 는 뜻이다. 또한 미국의 속담에도 이런 것이 있다. A good medicine tastes bitter.

'좋은 약은 입에 쓰다.' 즉 입에 쓴 약이 병에는 좋다는 뜻이다. 그러고 보면 한약과 양약 모두 그 효능이 좋을수록 입에는 맞지 않는다는 것을 알 수 있다.

쓴맛은 인간이 가진 미각 중 가장 환영받지 못하는 맛이다. 그런데 몸에는 좋다고 하니 어불성설이 따로 없다. 음식의 많은 재료들 속에서 홀로 존재하지 못하는 것이 이 쓴맛이다. 다른 미각과 조화를 이루었을 때에야 그 가치를 인정받는 쓴 맛.

한방에서도 쓴 약을 쉽게 먹을 수 있도록 여러 처방에 고루 감초를 넣는다. 또한 음식을 조리할 때도 마찬가지다. 우엉 같은 쓴 맛 나는 채소를 요리할 때는 꼭 그와 반하는 성격의 조미료를 넣는다.

맥주의 호프, 차, 커피 등은 쓴 맛 나는 기호 식품으로 잘 알려져 있다.

알아두면 좋은 상식 하나를 소개 한다.

소금은 쓴맛을 가리는 역할을 한다고 한다. 살아 있는 맛을 내고 그 풍미를 더욱 향상시키기 위해 음식에 소금을 넣는다. 예를 들어 감자칩이나 크래커에 소금이 곁들여 있는데도 맛이 좋은 것은 소금이 우리가 좋아하는 단맛을 증가시키는 것이 아니라 음식 중의 맛이 없거나 쓴 맛 내는 성분을 억제하기 때문이라고 한다.

그런데 이렇게 대접받지 못하는 쓴맛을 오히려 즐기는 나라가 있으니 바로 중국이다. 중국인의 속담 중에는 이런 것이 있다고 한다. '쓴맛 다음에는 항상 단맛이 온다.'

이것을 의역하면 쓴 약이 병을 치료한다는 뜻이라고 한다. 그러나 좀더 깊게 음미해 보면 '지난고난' 한 인생의 역정을 잘 견디어 내면 단맛과 같은 좋은 세상이 찾아온다는 의미가 담겨 있다. 쓴맛을 무조건 푸대접할 일만은 아니다.

2. 증상에 따른 특효음식

▶▷ 심한 기침을 잡아주는 '생강과 무즙, 꿀'

진지한 토론을 하고 있을 때, 엄숙한 집회 중에, 혹은 심각한 일로 회의를 하는 중에 잔뜩 고조되어 있는 분위기를 깨고 기침을 하는 사람들이 있다. 누구에게나 한번쯤은 그런 경험이 있을 것이다.

자리를 박차고 나가기는 좀 그렇고, 그렇다고 민망하게 계속 앉아 있을 수도 없는 노릇이고 목구멍은 근질근질 정말 곤혹스러운 상황이다.

심한 기침의 구급 처방으로 한방에서는 '생강'을 주로 사용한다.

밤에 기침으로 잠을 이루지 못하는 사람에게 생강을 구워서 저미듯 얇게 썰어 조금씩 빨아먹으면 잘 듣는다. 갓난아기의 기침일 경우에는 생강으로 즙을 내 배꼽에 바르면 된다.

그러나 낮에는 사정이 다르다. 밤보다 체온이 높아지기 때문에 몸을 따뜻하게 덮혀 기침을 멈추게 하는 생강을 적절한 비방이라 할 수 없다.

낮 기침에는 무즙이 특효다. 시원하게 무즙을 내어 수시로 마시면 감기도 예방이 되고 잦은 기침도 한결 수월해진다. 중국에서는 벌꿀로 만든 사과잼을 민간 처방으로 쓰는데 단맛과 신맛이 잘 조화되어 약을 싫어하는 어린이들에게 준다. 사과의 속을 파서 그 속에 벌꿀을 채워 넣고 30~40분 가량을 찌는데 먹을 때 통째 들고 껍질까지 먹어

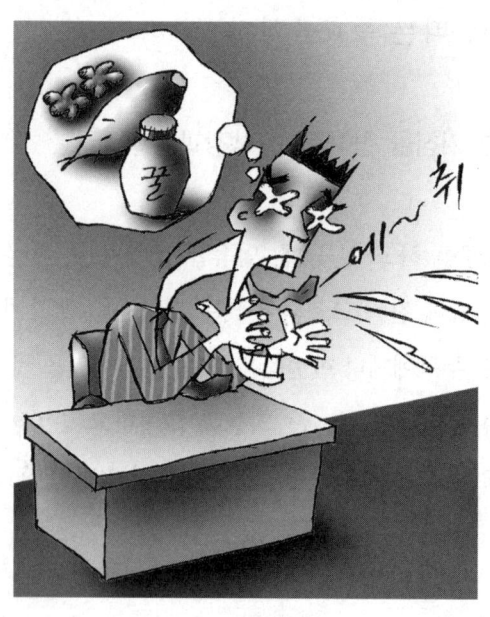

야 한다. 그래도 잘 듣지 않을 때는 벌꿀에 한약재 패모貝母를 5g정도 섞어 넣는다.

꿀에는 생체 면역기능을 높여주는 '후라보노이드'라는 성분이 있어 암 외에 당뇨, 고혈압, 위궤양, 심장질환 등 순환기 계통의 질병 등에 도 탁월한 효과가 있다.

그 밖에 가정에서 쉽게 구해 쓸 수 있는 기침 치료제로는 '아몬드'가 있다. 이것은 약재상에 가서 '행인'이라 불리는 종류를 사야 되는데 일반 시중에서 구입한 단맛 나는 아몬드와 달리 쓴맛이 난다. 전문가의 조언을 듣고 기침의 경중에 따라 빈도를 조절하여 먹으면 된다.

아몬드는 '젊음의 비타민'으로 불리는 아보카도 열매와 함께 비타민 E와 불포화지방산이 풍부하게 함유되어 있어 생활습관병이나 노

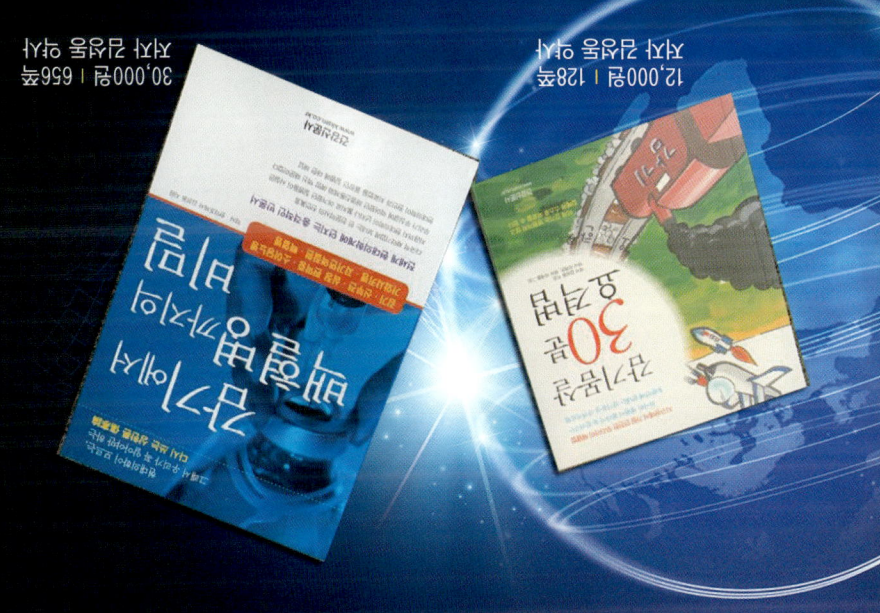

정세계 저명의학자의 성과를 총 C. 브래그 박사의
강조된 신장점 운동법

운동학에 적용되는 골격근 고리도 **충추신경 지통신경 진통법**

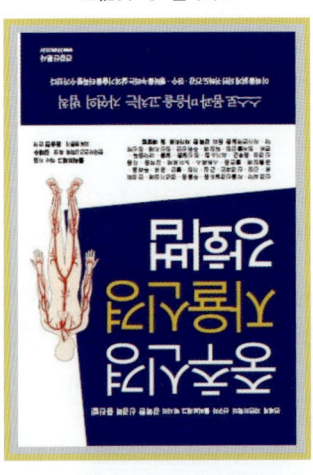

저자 톰 C. 브래그
역자 김태수, 운동원
페이지 288 / 가격 15,000원

운동장에, 운동중, 운동후 물리작용, 조형법, 신장작용, 검기기 장에, 테
핑에, 정사행운 등이 질환을 야들 때지 않고 누구나 쉽게 고칠 수
있다.
이 책들을 읽게 되면 누구든지 이런 질환들로부터 쉽사리 갑자·강
수·해독을 누리기 위한 기동을 터득할 수가 있다.
신경학의 약학에서 오는 상병증 신심정질과 운동중, 운동장에,
생장신경이상을 종을 누구 개인이 사업자 관계에 마음과 가족으로
애용하고 건강하고 그렇수 있는 정등 안내에 끝다.

화 방지에도 탁월한 효과가 있다.

▶▷ 감기에 콩나물국 대신 '산랄면'

해마다 봄철만 되면 중국 대륙으로부터 불어오는 황사로 인해 우리나라 사람들이 곤욕을 치러야 한다. 건조한 먼지 바람을 타고 바이러스가 속속 눈과 콧속을 침입해 들어와 호흡기 질환 등을 일으키기 때문이다. 그 중 감기는 가장 대표적인 질병이다.

처음에는 목이 따갑기 시작하다가 급기야 콧물이 나오고 기침과 열이 생긴다. 일단 한번 아프기 시작하면 양방도 소용이 없고 한방도 잘 듣지 않는 것이 이 감기이다.

옛날 어머니들은 자식들이 감기를 앓기 시작하면 즉시 고춧가루를 듬뿍 넣어 끓인 콩나물국을 밥상 위에 올려놓으셨다. 그리고 밤중에는 아무리 한 여름 복더위라도 땀을 흠뻑 흘려야 열이 내린다고 가슴팍까지 이불을 덮어 주시곤 하셨다. 이처럼 땀을 내게 하여 열을 내리는 발한發汗작용을 위한 민간처방은 우리나라에서만 행해졌던 것이 아니다.

중국의 북경이나 사천 지방에서는 옛부터 발한작용을 하는 식초와 겨자로 신맛 나는 '산랄면酸辣麵'이라는 음식을 만들어 먹었다. 재료도 별다른 것이 없다. 평소에 사용하는 조미료와 면으로 사용할 국수 소면 약간만 있으면 된다.

스프 대용으로 식초 반 컵과 물 한컵, 설탕 약간, 고추와 후추는 개인의 기호에 따라 넣되 될 수 있으면 듬뿍 넣는다. 스프가 끓기 시작하면 면을 넣고 대파 두세 뿌리를 먹음직스럽게 어슷 썰어 넣는다. 먹기 직전 계란을 푼다.

참고사항으로 이 '산랄면'은 가능한 맵고 시게 만드는 것이 가장 '산랄면'답다. 그리고 뜨거울 때 라면을 먹듯 후후 불어가며 열심히 먹어야 한다. 등줄기에 땀이 흐를 정도로 열중하다보면 감기에 걸린 것조차 잊어버리게 될 것이다. 이 감기에 발한요법은 현대의학적으로도 매우 의미있는 자연요법이다.

▶▷ 위통을 멈추게 하는 '빨강조개'

동의보감에 실린 조개에 관한 내용 중 대부분이 강정제로서의 조개의 효능이다. 소개하면 다음과 같다.

참조개는 소갈증을 멈추고 술독을 풀어주며, 말조개는 여성의 냉대하증을 고치고, 가막조개는 눈을 밝게 하며 소변을 잘 나오게 하고 술독과 황달을 없앤다.

살조개는 속을 따뜻하게 하고 음경의 발기를 돕는다. 섭조개는 일명 동해부인 또는 홍합이라고 하는데, 오장을 보하고 허리와 다리를 튼튼히 하며 음경의 발기를 돕고 부인의 대하증을 치료한다.

조개는 이렇듯 다양한 효능을 발휘하는 식품이다.
빨강조개는 일식집이나 초밥집에서 흔히 볼 수 있는 조개이다. 이것은 위통에 아주 잘 듣는 한방약의 재료이기도 하다.

당대唐代의 '신수본초新修本草'와 '명의 별록'에도 언급이 되어 있는데 위에 통증을 느끼는 환자에게 이 빨강조개의 껍질 가루를 복용시켜 통증을 가라앉힌다고 한다. 이것에는 인, 철분, 칼슘, 요오드, 광물을 함유하고 있어 위산과다 억제에도 효과가 있다. 또 식욕을 북돋아 소화를 돕고 관절을 부드럽게 하는 작용을 한다.

복용 방법에는 원래의 생 분말 그대로를 먹는 것과 한번 말린 후에 만든 분말을 먹는 두 가지의 방법이 있다. 생 분말은 해독 작용이 있어 종기와 부스럼 같은 염증을 낫게 하고 근본적인 체질 개선에 좋다. 말린 분말은 당뇨병 등에 효과가 있다.

여기서는 말린 분말의 제조 방법을 소개한다.

먼저 빨강조개의 껍질을 잘 씻어 물을 갈아 담그며 이삼일동안 우려낸다. 그런 후 물기를 없애 숯불 위에 굽는다. 이것을 식혀 현미식초에 20분간 담근 후 햇볕에 잘 말린다.

이 작업을 세 번 반복한 후, 마른 껍질을 곱게 빻아 가루로 낸다. 그리고 체로 쳐서 고운 입자의 분말만을 걸러낸다. 이 분말을 공기가 통하지 않도록 밀봉해 냉장고에 넣어두고 먹으면 되는데 꾸준히 복용하면 위통이 사라진다.

▶▷ 녹내장에는 '전복 껍질 스프'

전복은 암초에 살며 해조류를 먹는다. 옛부터 고급 식품으로 꼽히는 이 전복은 수요에 비해 공급이 원활치 않아 시중에서 싱싱한 제철 전복을 구입하는 일이 만만치 않다. 또한 값도 매우 비싸 특별한 용도가 아니면 일상에서 전복을 먹기란 쉬운 일이 아니다. 그러나 전복 껍질은 사정이 다르다. 전복 껍질에는 '진주층'이라는 것이 있는데 이것은 약용으로 탁월한 효능을 지닌 성분이다. 특히 시력이 좋지 않거나 녹내장, 백내장이 있는 분에게 좋다.

우선 손바닥만한 크기의 전복 껍질 두 개를 구해 깨끗이 씻어 놓는다. 그것을 일주일쯤 매일 물을 갈아 담그면서 남아있는 소금기를 제거한다. 그런 후, 생선 그릴에 올려 양면이 노릇노릇해질 때까지 굽고 다시 씻어 소금기를 빼 햇볕에 말린다.

완전히 소독된 껍질을 분말형태로 갈아 물 1.8리터, 술 90cc에 섞는다. 그러면 전복 껍질 스프가 다 된 것이다. 손이 많이 가지만 그 만큼의 정성이 없으면 무슨 약이든지 효험을 기대하기 어려운 법이다.

참고로 전복은 겨울부터 봄이 제철인데 껍질은 계절을 타지 않으므로 굳이 제철 것을 고집할 필요는 없다. 의외로 맛도 나무랄 데 없어 경제적인 영양식이 될 것이다.

▶▷ 아기를 원한다면 '양의 고환'을

불임때문에 고민하는 부부가 있다면 '양의 고환' 요리를 권하고 싶다.

소나 돼지 등 다른 가축들보다 영양가가 높고 몸에 좋은 양은 유럽은 물론 중국의 티벳 지방에서도 널리 사육되고 있는 동물이다.

양의 여러 부위 중 특히 고환은 강정식으로 각광을 받는 음식이다.

특히 여성의 임신에 효력이 있다고 한다.

간단한 요리 방법은 이렇다. 양의 고환 두 개를 잘 씻어서 먹기 좋도록 얇게 썰어 놓는다. 마늘 두 조각과 생강 3g을 엷게 썰어 기름을 두른 냄비에 재료를 넣고 볶으면 누린내를 없앨 수 있다. 거기에 술과 소금, 간장으로 간을 맞춘다.

먹기도 간편해서 술안주로도 그만이다. 또한 이 요리는 조루의 치료에도 효과가 있다고 한다. 중국에서는 비싼 음식으로 오랜 시간동안 남성들에게 사랑을 받았다.

송宋대의 이름난 명의 허숙미許淑微의 저서 '본제본사방'에서도 그 효력이 기록되어 있다.

보관하고 먹기에 좋은 저장요리법은 이렇다.

양의 고환 2대(40g), 녹용 40g, 파극천 30g, 회향 20g을 섞어서 찐다. 이것을 믹서에 갈아 가루를 낸 후, 꿀에 재우면 된다. 그리고 냄비에 옮겨 비등소독沸騰消毒해서 식힌 후, 병에 담아 냉장고에 보관한다. 일년은 두고 먹을 수 있는데 가장 좋은 방법은 그대로 먹는 것이고, 비위가 약한 사람은 물에 타서 마셔도 무방하다.

부부가 함께 복용하면 더 좋은 효과를 기대할 수 있다.

▶▷ 눈을 건강하게 지켜주는 '생선의 내장'

우리가 생선을 사면 제일 먼저 하는 일이 배를 갈라 내장을 버리고 씻는 일이다. 그런데 이 내장이 사람의 눈을 건강하게 하는 효험이 있다고 한다. 특히 생선의 쓸개와 간이 그렇다.

중국에서는 멀리 당나라 때부터 생선의 간이나 쓸개를 소중한 식품으로 아껴 따로 고급요리에 사용했다. 신선한 것이 아니면 냄새가 고약하고 써서 먹기 어렵다는 난점이 있으므로 필히 신선한 것만을 택해 요리해야 한다.

이것은 눈이 피로하거나, 시력이 급격히 나빠졌을 때, 혹은 야맹증 환자에게도 잘 듣는 식품이다. 간은 머리칼을 검고 윤기 나게 하는 작용도 한다. 중국인들은 생선의 간을 잘 씻어 그대로 구워 먹기도 한다. 특히 뱀장어의 간 스프는 수많은 스프 가운데서도 으뜸으로 친다. 최고의 간장 약으로 대접받는 요리이기도 하다.

생선의 내장을 먹으려면 되도록 갓 잡아 올린 신선한 것, 회를 쳐서 먹어도 무방할 정도의 것을 꺼내 요리해 먹는 것이 좋다. 그래야 무탈하고 몇 배의 효과를 얻을 수 있다.

▶▷ 땀띠의 특효약 '수박 껍질'

한 여름, 우리가 즐겨 먹는 과일 가운데 독보적인 위치를 고수하고 있는 것이 '수박'이다.

냉장고가 귀했던 시절, 우물 속에 넣어 두었다 꺼내 먹었던 수박의 맛은 일품이었다. 세월이 흐르고, 시대가 바뀌었지만 해마다 여름이면 수박을 찾는 사람들의 입맛에는 전혀 변함이 없다.

그런데 요즘은 음식물 분리수거를 하여 수박은 우리에게 귀찮은 존재가 되기도 한다. 먹을 때는 좋지만 먹고 나면 쓰레기를 처리하는 일이 수월치 않다. 쓰레기의 양이 평상시보다 몇 배가 더 많아지기 때문이다. 게다가 바로 처리하지 않으면 날벌레가 꼬이고 냄새가 심해져 수박을 먹고 난 후엔 쓰레기부터 버리러 가야 하는 신세가 되고 만다.

수박은 94% 이상이 수분으로 되어 있다. 때문에 이뇨 효과가 탁월해 신장염이나 심장병, 각기병을 앓고 있는 사람에게 매우 좋은 약용 과일이다. 민간에서는 부종을 다스리는 약으로 사용하기도 한다. 해열, 해독 작용이 있는 것으로도 알려져 있다.

여기서는 수박의 알맹이가 아닌 겉껍질의 효능에 대해 알아보자. 임신중독에 의한 부기가 있는 여성들은 필히 수박껍질을 달여 복용해 볼 필요가 있다. 거기에 결명자 차를 곁들이면 보다 큰 효과를 볼 수 있다. 또 이 수박껍질 즙은 고혈압 증세로 몸이 부은 사람에게도 특효다. 단, 체질적으로 몸이 차가운 사람은 피하는 것이 좋다.

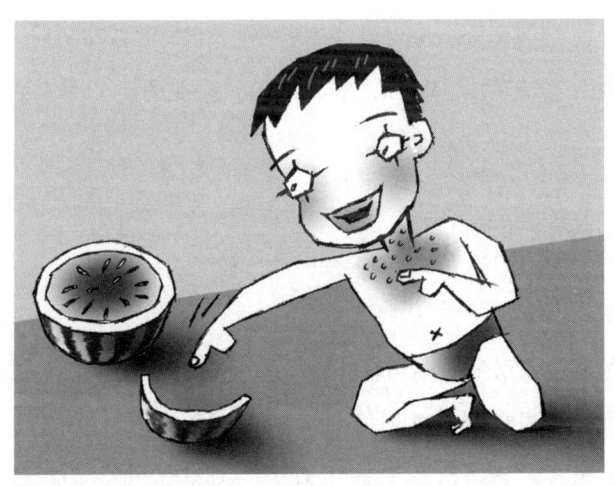

본초강목에서는 수박이 열을 내리고 음陰을 길러주며 더위를 식혀주는 효능이 있다고 나와 있다.

수박껍질을 달여 그 물을 마시면 소갈 증상, 즉 당뇨가 사라진다고 한다. 또한 입안이 자주 헐어 고민인 사람은 가루를 내어 염증 부위에 바르면 아픔이 사라지고 치료가 된다고 한다. 중국인들은 그것을 실생활에 응용하고 있다.

특히, 여름철 땀띠로 고생하는 사람에게 좋다. 목욕을 마친 후 땀띠가 난 부위에 수박껍질을 가볍게 문질러 주기만 하면 된다. 이 방법은 아기들에게도 효과적이다. 껍질을 문지른 후, 표면의 수분이 마르면 다시 얇게 깎아 재사용한다. 그렇게 사용한 후의 껍질도 간단하게 해결할 수가 있다.

먼저 가스렌지 위에 압력솥을 올려놓는다. 그리고 그 속에 남은 껍질을 몽땅 집어넣고 불을 켜면 잠시 후, 삶는 동안 수박 껍질이 모두 물로 변해 없어지는 신기한 현상을 경험할 수 있다.

또 다른 대책으로는 수박껍질 장아찌를 담는 방법이 있다. 이 장아찌는 맛도 좋고 이뇨 작용도 역시 뛰어나 몸에 좋은 반찬으로 손색이 없다.

▶▷ 어린아이의 설사를 낫게하는 '곶감'

계속 울면 호랑이가 물어간다고 으름장을 놓아도 울음을 멈추지 않던 아기가 곶감을 준다고 하니 울음을 뚝 멈추었다.

이를 엿들은 호랑이가 산중의 왕으로 자신이 세상에서 제일 가는 줄 알았는데 자신보다 더 무서운 곶감의 존재를 알고 기겁을 해 도망쳤다는 얘기는 우리나라 사람이면 잘 알고 있는 전래동화의 내용이다.

옛부터 어린아이와 곶감은 궁합이 잘 맞는 좋은 친구 사이라 할 수 있다. 설사를 자주 하는 어린아이들에게 곶감은 훌륭한 치료제이기 때문이다. 다른 과일에서는 찾기 힘든 '타닌'이라는 성분이 수렴작용을 해서 설사를 멎게 해준다.

갓난아기일 경우에도 잘 듣는데 아기에게 먹일 때는 곶감 그대로를 줄 수 없으므로 밥을 할 때 뜸 들이는 동안 잠깐 그 위에 얹어 곶감을 말랑하게 만들어 먹이면 된다. 한꺼번에 너무 많이 먹이면 변비를 일으키는 수가 있으므로 양을 잘 조절해서 준다.

곶감의 타닌 성분에는 모세혈관을 튼튼히 해주는 효능도 있는데 비타민 C가 귤의 2배나 돼 몸의 저항력도 키워주고 감기예방에도 효과적이다. 그리고 어른이 먹었을 때는 정액을 많게 해주고 몸안에 비생리담을 없애주며 폐열을 낮추어 준다.

여성들에게 특히 좋은 곶감은 음식 소화를 도와 피부를 곱게 해주고 기미를 없애 준다.

▶▷ 지끈지끈 끊일 날 없는 두통에 효과 좋은 '표고주'

첨단 의학의 발달에도 불구하고 끊임없이 인간을 괴롭히며 치료하기 힘든 난치병 중의 하나가 바로 '두통'이다.

문명이 발달할수록 이 두통을 앓는 인구도 급격히 늘어가는 추세라 한다. 특히 정신노동에 시달리는 고급 인력들이 만성 편두통에 시달리는 경우가 많다.

약국에서 가장 많이 팔린다는 두통약. 약의 종류도 셀 수 없을 정도로 많을 뿐더러 증세도 다양해 치료법도 수십 가지다. 그러나 아직까지 두통의 명확한 원인은 밝혀지지 않고 있다.

우리나라의 표고버섯은 전 세계에 수출하는 대표적인 임산물이다. 해외에 소개되어 건강식으로 인정받은 지 불과 20여 년 밖에 되지 않으나 그 명성은 날로 높아져 전세계 시장 점유율이 상당하다.

표고버섯의 주요 성분은 단백질과 지방질, 당질이다. 또한 비타민 B_1과 B_2는 일반 야채보다 두 배나 많이 함유돼 있다. 이것은 생활습관병을 예방하고, 암세포의 증식을 억제하며, 고혈압, 당뇨병에 탁월한 효과가 있다. 또한 식이 섬유를 포함하고 있어 저칼로리 식품으로 각광받는다.

평소, 두통에 시달리는 사람들에게 민간 처방으로 좋은 '표고주'를 권한다.

신선한 표고는 삿갓모양을 하며 광택이 있고 모양이 망가지지 않은 깨끗한 것이다. 또한 고유의 색깔이 살아있고 윤기가 있는 것이 신선한 것이다. 냄새를 맡아봤을 때 버섯 특유의 향기가 맡아져야 한다. 이러한 것은 대부분 상등품에 속한다.

표고주에는 신선한 생표고가 아닌 마른 표고를 사용하는데 만드는 법은 이렇다.

먼저 마른 표고를 손질해 씻어 청주에 넣고 불린다. 알맞게 부드러워진 표고를 냄비에 넣고 찐다. 이것이 번거로우면 약한 불에 10분간 달여도 된다. 그런 후, 기호에 맞춰 소금, 후추를 뿌리면 된다. 만드는 법이 비교적 간단하므로 집에서 손쉽게 표고주를 완성할 수 있을 것이다. 표고는 '암'이나 그 밖의 질병으로부터 몸을 지키는 해독작용도 한다. 독버섯이나 음식을 잘못 먹었을 때 이 표고주를 마시면 좋다. 또한 피를 잘 통하게 하여 뇌졸중의 치료를 돕는 성분도 다량 함유되어 있다. 가슴이 뛰거나 숨이 가쁜 노인들이 상시 준비해 놓고 음용할 만한 약술이다.

▶▷ 애연가의 건강을 지켜주는 '아몬드'와 '표고스프'

어떤 애연가라도 한번쯤 금연을 생각해보지 않은 경우는 없을 것이다. 하지만 뜻대로 되지 않는 것이 '금연'이다.

'담배를 끊는 사람과는 절대 상종하지 말라'는 말이 있다. 그만큼 독한 성품을 지녔을 것이라는 의미를 담고 있다.

애연가들이 점점 설자리를 잃고 있다. 금연빌딩, 금연구역이 늘고, 담배값이 대폭 인상되며 아내의 잔소리도 들어야 하니 정말 죽을 맛이 아닐 수 없다.

기왕지사 피울 담배라면, 금연의 차선책으로 건강관리를 생각하면서 피우면 좋을 것이다.

중국에서는 옛부터 그 차선책으로 애연가들에게 아몬드를 권했다. 아몬드는 기침을 멎게 하고, 폐를 정화시키며, 피부를 좋게 하는 식품이다. 중국인들은 아예 월 2~3회 아몬드 죽을 끓여 가족식으로 먹는다고 한다.

번화가의 음식점에서는 쉽게 아몬드 죽을 먹을 수 있다. 이들은 술을 마실 때도 아몬드 안주를 먹는 것이 생활화가 돼있다고 한다. 우리 못지 않게 흡연인구가 많은 나라가 중국이다. 그들은 단순히 담배만을 피우는 것이 아니라 더 몸에 해로운 마약류와 대마초도 어렵지 않게 구해 피울 수 있다. 이들의 문화가 우리와는 사뭇 다르지만 흡연가들의 보다 발달된 건강법에 대해서는 주목해볼 필요가 있다.

아몬드와 함께 그들이 찾은 식품이 표고이다. 표고는 수 천년 전부터 '동고' 라 부르며 요리에 빠지지 않는 식품이다.

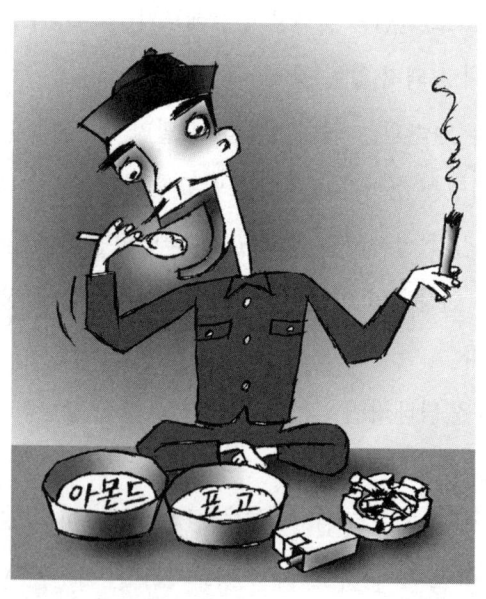

중국요리에서 표고는 말린 것으로, 금이 가 있고, 두꺼운, 삿갓이 벌어져 있지 않고, 향기가 높은 것을 말하는데 이것이 최상급으로 통하는 고급품이다.

  이 표고를 이용해 만든 스프는 진미 중의 진미이다. 방법을 소개하면, 먼저 찬물에 한 시간 정도 불린 표고를 3~4시간 익혀 거기서 나온 엑기스를 그대로 사용하는 방법이 있고, 기름에 볶아 물을 붓고 한 시간 동안 달여 먹는 방법이 있다. 여기에 조개나 닭으로 만든 상탕을 가해 표고의 진국을 뽑아내면 더할 나위 없는 천하진미가 된다.

  이 표고 스프는 애연가들 뿐 아니라 간장이 약해져 있는 사람에게 좋고, 생활습관병도 예방할 수 있는 약용 스프이다. 이것은 도가에 비밀스레 전해 오는 음식이기도 하다.

  그러나 애연가들에게 가장 좋은 건강법은 역시 '금연'이다. 몸에 좋아 담배를 피우는 사람은 없겠지만 흡연이 각종 생활습관병, 즉 심장병, 고혈압, 당뇨병, 뇌졸중 등의 직접적인 원인이 될 수 있다는 사실을 알아야 한다. 담배 한 개를 피울 때마다 자신의 수명도 함께 타들어 가고 있음을 잊지 말도록 하자.

▶▷ 몽정을 다스리는 '오배자五倍子'

  성性의 새로운 역사가 시작되는 사춘기. 누구든 그 시절을 훌쩍 건너뛰고 어른이 되는 사람은 없을 것이다. 남성들에게 사춘기는 정서적인 변화 뿐 아니라 급작스러운 육체의 반란이 시작되는 시기이다. 가장 대표적인 것이 '몽정'이다. 최초의 몽정은 대개 12~14세 사이에 하게 되는데 미리 부모가 예고를 해주어 당황하지 않도록 도움을 줄 필요가 있다.

수면 중에 자신의 의지와는 상관없이 정액을 배출하게 되는 행위. 이 몽정을 아무런 사전준비 없이 당하게 되면 죄책감이나 불안감으로 깊은 고민에 빠질 수 있기 때문이다.

사람에 따라서는 사춘기를 끝으로 몽정을 마치는 사람이 있고 성년이 지나서도 주기적으로 하는 사람이 있다. 또한 그 기간동안 거의 매일하는 사람이 있는가 하면, 몇 주간, 혹은 몇 달, 몇 년의 사이를 두고 하는 사람도 있다.

몽정의 원인에는 여러 가지가 있지만 대부분이 성에 관한 꿈을 꾸며 하는 경우에 속한다. 잠에서 깨고 나면 아무 기억이 나지 않기도 하지만 몽정을 한 증거는 확연히 남게 마련이다.

한방에서는 몽정을 다스리는 방법으로 '온습포'를 권한다.

분말 형태의 오배자와 용골 30g을 준비해 태우지 않고 가볍게 끓여 물을 붓고 젓는다.

열이 식기 전에 가제에 싸서 배꼽을 중심으로 둥글게 습포한다. 어린애는 한번, 어른은 두세 번 반복해 시행하는데 계속하면 어느 날부터 산뜻한 아침을 맞을 수 있다.

오배자는 몽정 뿐 아니라 밤에 아기의 울음을 그치는 데도 효과가 있다고 한다. 오배자의 가루를 침에 녹여 아기의 배꼽 위에 발라 주면 거짓말처럼 아기가 울음을 뚝 그친다는 것.

▶▷ 치질의 특효약 '구운 곶감 가루'

치질이란, 항문에 생긴 여러 가지 질병을 통틀어 말하는 것이다. 이 항문에 병이 생기면 문제는 자못 심각하다. 다른 사람에게 솔직히 털어놓기도 부끄럽고 부위가 부위인지라 웬만해서는 치료의 결단을 쉽게 내리지도 못한다. 민망하고 난감하기 이를 데 없다. 그러나 '병은 자랑해야 낫는다'라는 말처럼 혼자 끙끙 앓고 숨기기만 해서 될 일이 아니다.

'항문병'이라는 것이 대개는 잘못된 배변 습관이나 체질적 요인에 의해 생기는 경우가 많으므로 치료를 미루어 방관하면 병을 키우는 결과를 초래한다.

치질의 고통은 이루 말할 수 없다. 심하면 출산의 고통과도 비견할 수 있을 정도로 그 통증이 엄청나다. 때문에 알려진 바에 의하면 한때 양방에서는 몰핀 진통제를 사용했고, 한방에서는 아편 즉 앵속각을 써서 통증을 완화시켰다고 한다.

옛 문헌에도 치질에 관한 기록이 많이 남아 있는데 동서양, 남녀노소를 막론하고 예나 지금이나 치질을 앓고 있는 사람이 적지 않음을 보여 준다. '의문비록醫門秘錄'에 실린 이야기에서도 치질의 민간처방에 대해 자세히 소개하고 있다.

옛날, 중국에 쇠釗가 성을 가진 이가 치질을 앓고 있었는데 어느 날, 출혈이 심해 빈혈을 일으켜 현기증이 났을 때 그의 백부가 찾아왔다고 한다. 백부는 몸을 가누지 못하는 쇠의 이상야릇한 행동을 보고 처마에 매달린 곶감을 따서 약을 지어 주었다. 곶감을 꼭지 째 까맣게 구워 가루를 내 물에 섞어 한번에 3g씩 두 번 먹였더니 신기하게도 쇠의 통증이 뚝 그쳤다고 한다.

이와 유사한 이야기는 삼국시대의 '위진의가집록魏晉醫家集錄'에도 나와 있다.

'대변이 단단해 항문에서 피가 보일 때는 말린 감을 물에 불려 하루에 두 번 먹으면 반드시 출혈이 멎는다'라고 적혀 있다.

만일, 아직 마음의 준비가 되지 않아 치료를 받기가 두렵다면 치질에 효능이 있다는 이 '구운 곶감 가루'를 한번 사용해 보는 것도 좋을 것이다.

▶▷ 출혈을 멎게 하는 '연근의 마디'

'연꽃이 피는 날이면 아아, 이내 마음은 길을 잃고 헤매이니, 내 어찌 하리오.'

타고르가 연꽃의 아름다움을 노래한 시詩의 한 구절이다. 진흙 속에 피어 연꽃은 더욱 그 자태가 빼어나다.

국내에는 전주의 덕진공원 연못의 연꽃이 유명하다.

고려시대에 조성된 연못으로 알려진 '덕진연못'은 전주 팔경의 하나로 손꼽히는 것이라 한다. 여름이면 호수 수면의 반을 덮는 연꽃의 양탄자가 그 어느 비경 못지 않게 아름답다. 씻은 듯 순결한 꽃잎과 잎새, 좀처럼 시들지 않는 싱싱함. 그래서인지 연꽃은 흙 속의 진주처럼 많은 이들에게 추앙과 동경을 동시에 받는 꽃이기도 하다.

또한 이 연꽃은 뿌리에서 꽃잎, 씨앗까지 하나도 버릴 것이 없는 식

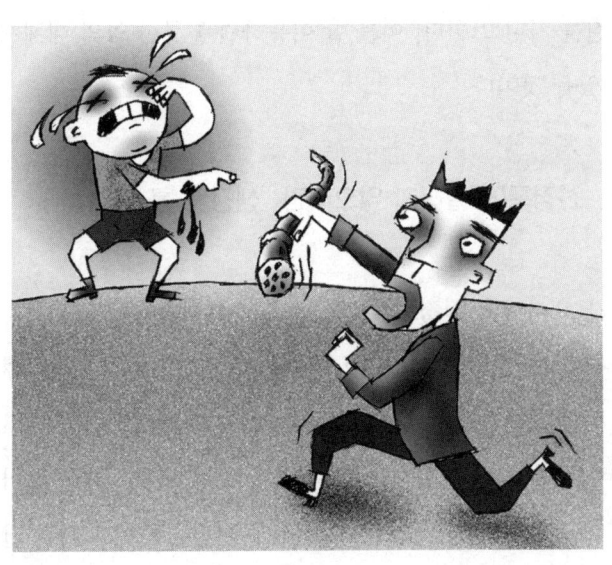

물로도 유명하다. 식탁의 반찬으로 사랑 받는 연근과 연꽃, 연잎, 열매 모두 약용으로 쓰인다.

향약집성방에는 '연잎과 연방(열매)이 어혈(궂은 피)을 없애고 신선한 새 피를 생기게 한다'고 적혀 있다. 하지만 단연 가장 많이 쓰이는 부분은 연근이다.

연근은 악성 신장염, 각혈, 기침, 빈혈에 모두 효과가 있다. 특히 연근의 마디에는 지혈 효과를 나타내는 성분이 다량 함유되어 있다.

연근의 마디를 말려 달인 차를 마시면 치질이 있는 사람에게 매우 좋다고 한다. 출혈이 멈추어 통증과 불쾌함에서 해방될 수 있기 때문이다. 그러나 반대로 연근의 마디를 제외한 나머지 부분은 증혈 작용을 하므로 잘못 먹으면 역효과가 날 수 있다.

연근은 피를 멎게 하고, 새 피를 돌게 하기도 하는 정반대의 두 가지 성질을 지니고 있다. 이를 잘 이용하면 훌륭한 약의 대체제로 사용할 수 있을 것이다.

▶▷ 신경통에 걸리지 않으려면 '생강차'를 마셔라

'비가 오려나?' 신경통 환자들은 일기예보를 듣지 않고도 비를 예감한다. 그런 날이면 어김없이 비가 후드득 떨어지기 시작해 주변에 있는 사람들을 놀라게 한다. 하지만 알고 보면 별로 놀랄 일도 아니다. 비가 올 때는 기압이 낮아져 관절이 평소보다 약간 벌어지게 되는데 이렇게 되면 관절 염증 부위에 부종이 심해지고 다른 날보다 통증이 심해진다.

거기에 체온까지 낮아져 관절 주위 근육이 뭉치므로 자연히 머리보다 몸이 먼저 비가 올 것을 예견하게 되는 것이다. 때문에 관절염을 앓고 있는 사람들은 장마철만 되면 더 몸이 아파지기 일쑤다.

외국의 나이 많은 호사가들은 그래서 우기雨期가 오기 전 일찌감치 짐을 꾸려 다른 따뜻한 나라로 여행을 간다.

돈이 많은 일부 부유층에 국한된 얘기이다. 그들은 그들대로 다 사는 방법이 있으니 탓할 필요는 없고 시간적으로나 경제적으로 여유가 없는 사람들은 또 나름대로 보금자리를 지키며 건강을 관리하는 방법을 찾으면 된다.

신경통이 심해 견디기 힘들 때는 수영이나 맨손체조, 마사지 등으로 관절을 풀어주는 것이 좋다. 펄펄 끓는 온돌방에 누워 구들장을 지고 '시원하다'를 연발해 보았자 별 효과가 없다.

일시적으로 아픔이 진정될 수는 있어도 시간이 지나면 곧 통증이 찾아온다. 이럴 때에는 너무 심한 운동도 해롭고 진통제를 먹어도 효과가 오래 가지 않는다.

보통 신경통은 '퇴행성 관절염'으로 나이가 있는 중장년층에게 흔히 생기는 자연스러운 질병이다. 물론 어린 아이들에게도 종종 생기기도 하지만 드문 경우이다. 증상은 쑤시고 아픈 통증 외에도 시원스레 배뇨를 할 수 없는 경우가 있는데 이것은 혈액 순환이 나쁘기 때문에 생기는 현상이다. 이 때는 이뇨 작용을 높이고 위 속에 고인 수분을 빨리 배출해야 한다. 그리고 속을 따뜻하게 해주어야 한다.

생강차는 그런 면에서 매우 효과적이다. 신경통에 걸리지 않은 사람들에게는 예방을 해주는 기능도 있다. 그리고 속이 갑작스레 메스껍고 구역질이 날 때 생강즙을 조금 짜서 꿀에 타 데워 먹으면 거짓말처럼 증상이 없어진다. 때문에 입덧하는 임산부들에게도 좋은 치료제이다.

3. 회생의 보양식

▶▷ 죽은 사람도 살리는, '잉어'

잘 알려진 우리나라 설화 중 한 효부에 관한 이야기가 있다.

남편을 전쟁터에 내보내고 산중의 오두막에서 시어머니와 함께 사는 며느리가 있었다. 삯바느질로 근근히 생계를 연명하며 사는 이들은 겨울철이 되자, 일감도 떨어지고 식량도 없어 매우 곤궁한 나날을 보내고 있었다.

설상가상으로 어느날부터인가 시어머니가 시름시름 앓기 시작하더니 급기야 위독한 지경에까지 이르고 말았다. 며느리는 가진 패물과 세간을 팔아 약을 지어 정성껏 시어머니를 돌보았지만 병세는 전혀 호전의 기미가 보이지 않고 점점 악화돼 가기만 했다.

하루는 더 이상 팔 물건도 남아있지 않고 독에 쌀이 바닥이 나 죽을 끓일 형편도 되지 않자 며느리가 구걸이라도 해보겠노라며 집을 나섰다. 그런데 시어머니가 다 죽어 가는 목소리로 나가는 며느리에게 말했다.

"잉어 한 마리만 고아 먹으면 씻은 듯이 낳을 텐데…"

마음 착한 며느리는 가슴이 찢어지는 아픔을 느끼며 밖으로 나갔다. 눈 덮인 산을 내려가며 며느리는 산신령에게 빌고 또 빌었다. '잉어 한 마리만 내려주시면 제 몸뚱이를 신령님께 바치겠습니다.' 그런데 얼마 가지 않아 눈앞에서 놀라운 일이 벌어졌다.

하얗게 쌓인 눈 속에 은빛으로 빛나는 잉어 한 마리가 지느러미를

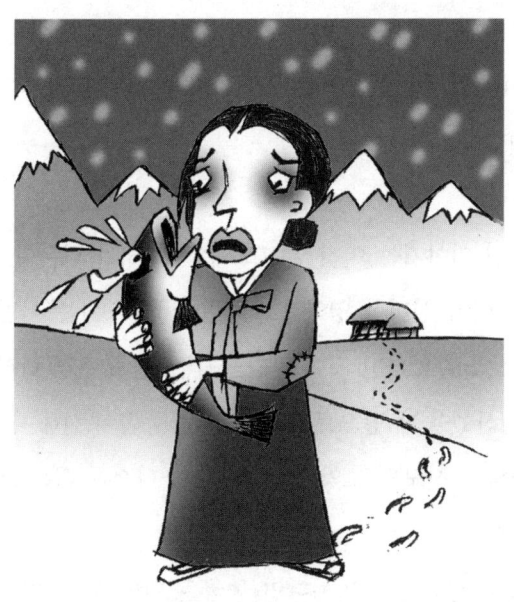

퍼덕이고 있는 것이 아닌가. 며느리는 산신령의 화답이라 생각하고 얼른 달려가 잉어를 품어 안았다. 그런데 잉어가 눈물을 글썽이며 며느리에게 말했다. "저를 살려주시면, 아주머니의 소원을 이루게 해드리겠습니다." 어찌나 애처롭게 구는지 착한 며느리는 차마 잉어를 잡아죽일 수가 없었다. 가까운 계곡에 잉어를 풀어주고 며느리는 서럽게 울면서 다시 집으로 돌아왔다. 그런데 놀랍게도 시어머니가 씻은 듯 나은 얼굴로 문지방을 걸어나오며 며느리를 맞는 것이었다.

시어머니의 병이 낳자, 이번에는 며느리가 원인 모를 병으로 시름시름 앓아 누웠다. 그런데 어느 날, 시어머니가 말했다. "꿈에 웬 잉어 한 마리가 나와 네 병은 곧 나을 것이니 걱정하지 말라고 하더구나."

그 후, 알고 보니 며느리는 병에 걸린 것이 아니라 임신을 한 것이었다. 태기는 며느리의 지극한 효성과 착한 마음씨에 감복한 산신령이 내린 축복이었다.

잉어에 얽힌 이야기는 이것 말고도 수십 가지가 넘는다. 그 중에서 반 이상은 잉어가 신비한 영약으로 작용해 죽어 가는 사람을 살리거나, 태몽의 징조로 나타난 것이 많다. 그래서인지 우리 나라에서 잉어는 산모가 출산했을 때 탕으로 만들어 먹는 풍습이 전해 내려온다.

병약한 사람과 산모의 보약 혹은 젖을 잘 나오게 하는 효험을 갖고 있기 때문이다.

우리가 용봉탕을 즐겨 먹는다면 중국은 단연 잉어 튀김이 으뜸이다. 중국 베이징의 대표적 요리가 잉어 요리이다.

거기서는 매우 독특한 식탁 예절 하나가 있는데 잉어 요리를 먹을 때, 잉어의 머리를 그 식탁의 최고 귀빈 앞으로 돌려놓는 것이다. 귀한 음식의 가장 귀한 부분을 올린다는 의미가 담겨 있다. 한마디로 존경의 표시이다.

거슬러 올라가면 의경義經이나 뇌조 때부터 잉어의 강장 효과가 알려져 잉어를 먹는 날에는 머리칼이 빠지지 않는다고 기술되어 있다.

아흔 살의 노인이 잉어 엑기스를 꾸준히 복용하면 젊은 여자에게 아기를 갖게 한다는 이야기가 있을 정도다. 옛부터 고기 가운데 으뜸으로 꼽히는 잉어는 강정과 강장 식품으로 그 효능을 널리 인정받고 있다.

▶▷ 임신, 출산, 산후에 좋은 '당귀當歸스프'

당귀는 여성들에게 좋은 약초로 정평이 나 있다. 불임 증세를 가졌거나, 빈혈기가 있는 여성, 생리불순에 특효약이다. 당귀는 미나리과에 속하는 다년생초로 뿌리가 약으로 쓰여지는데 가을에 캐어 필요 없는 줄기와 잔뿌리를 거둬내고 볕바른 곳에 잘 건조해서 사용한다.

불임의 근본적인 원인은 대부분 혈액순환이 고르지 못한 까닭이다. 원활한 피 순환을 돕는 당귀는 호르몬의 활동도 촉진시켜 나쁜 피를 몰아내고 새 피를 돌게 하는 역할을 한다. 또한 통증을 멎게 하는 작용도 있어 이질에 복통이 겹친 환자에게 좋은 치료제가 된다. 허준의 동의보감에도 당귀에 관한 효능이 상세히 적혀 있다.

'성미는 쓰고 따스하며, 독이 없어 심, 간, 비경에 듣는다. 당귀는 심한 기침, 불임증, 악창, 부스럼, 비증, 냉병 등을 낫게 하며 또한 속을 덥히고 아픔을 멈추고 피를 보하며 새살을 잘 돋게 하는 작용을 한다.'

중국에서는 당귀로 스프를 끓여 불임치료를 한다. 임신하면, 당귀와 대추를 달여 그 물을 차茶대용으로 매일 마신다. 이는 증혈효과가 있어 임산부의 건강을 이롭게 하기 때문이라고 한다.

또한 출산 후, 몸을 덥히고 산후회복을 돕는 역할을 한다.

그러나 당귀가 모든 여성들에게 다 좋은 것은 아니다. 금기가 되는 대상도 있다. 바로 열이 있는 사람이다. 반면, 노출이 많은 여성들에게는 매우 이로운 약재이기도 하다.

요즘의 멋쟁이 아가씨들은 겨울철에도 짧은 미니스커트 입기를 주저하지 않는다. 또한 한 여름에는 배꼽 티를 입고 거리를 활보하는 여성들도 많아졌다. 이들에게 생기기 쉬운 병이 생리이상과 하복통이다. 주위에 그런 사람이 있다면 당귀를 권해보길 바란다.

▶▷ 주왕과 인연 깊은 '닭 요리'

태백산맥의 남쪽 끝에 우리나라의 명산, '주왕산'이 있다. 바위로 가득하다 하여 '석병산'으로 불리기도 하는 주왕산은 옛날 중국 주왕의 전설로도 유명하다. 당나라와의 전쟁에 패한 주왕이 신라에 도망와 은거했던 곳이기 때문이다.

주왕산에는 가는 곳곳마다 주왕의 흔적이 역력한데, 딸 백련의 이름을 따서 지었다는 '백련암', 당군의 병사를 막기 위해 쌓았다고 전해지는 '자하성', 백련이 성불한 곳으로 전하는 '연화굴', 신라군에 의해 죽임을 당한 주왕의 명복을 빌었던 '주왕암', 그 밖에도 곳곳에 주왕의 이름을 딴 전설 어린 지명이 많다.

주왕산이 시작되는 청송 근처의 '달기 약수터'도 꼭 한번 들러 볼만한 곳이다. 그곳에는 약수로 만든 '닭백숙'이 식도락가들을 유혹한다. 그런데 우연인지 주왕과 닭요리는 매우 인연이 깊은 듯 하다.

중국에서 전해 내려오는 주왕에 관한 이야기가 있다.

주왕에게는 아름다운 애인이 하나 있었다. 그런데 그녀는 무슨 이유에서인지 도통 얼굴에서 웃음을 찾아볼 수 없었다. 늘 그녀를 보며

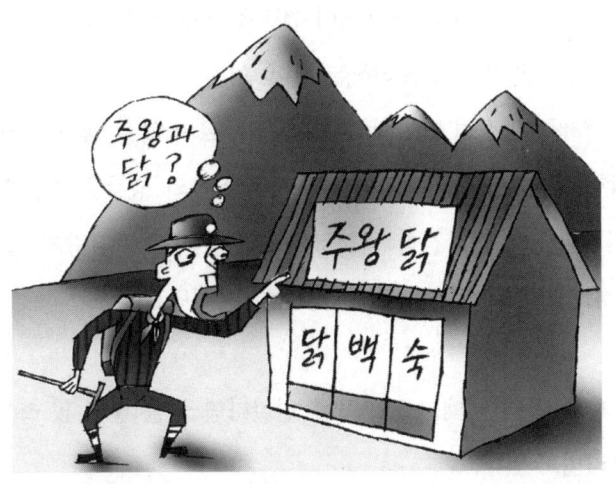

　마음이 아팠던 주왕은 어떻게든 그녀에게 웃음을 찾아주려고 갖은 애를 다 써보았지만 허사였다. 그런데 어느 날, 주왕과 함께 식사를 하던 그녀가 갑자기 웃음을 터뜨렸다.

　닭 요리를 먹자 기분이 좋아진 것으로 생각한 주왕이 몸종에게 매일 그녀의 식탁에 닭을 올리라고 명했다. 며칠이 지나자 주왕은 다시 얼굴 가득 웃음꽃이 피어있는 사랑스러운 애인을 만날 수 있었다.

　닭에는 호르몬분비를 촉진시키고 스테미너를 붙게 하는 성분이 있다. 또한 그 엑기스라고 할 수 있는 스프는 매우 영양가가 높아, 일주일 정도 계속 먹으면 얼굴 색에 윤기가 흐르고 눈에 띄게 피부가 고와진다. 하지만 닭 스프를 매일 먹을 수는 없는 노릇이다. 바쁜 현대인들에게 여러 여건상 어렵기 때문이다.

　어쨌던 닭을 이용한 스프 만드는 법을 소개한다.

　닭은 4인 가족을 기준으로 할 때 한 마리 정도면 충분하다. 먼저,

잘 씻은 닭을 큼지막하게 토막내어 껍질을 깨끗이 벗긴다. 단, 피부가 건조한 사람들은 껍질채 요리하는 것이 좋다.

닭의 물기를 완전히 닦아낸 후 기름을 두르지 않은 냄비에 넣고 볶기 시작한다. 약한 불에 서서히 볶다가 식용유와 생강을 조금씩 넣어 계속 볶는다. 닭이 완전히 익혀졌다고 생각되면 적당량의 물과 술 180cc 정도를 냄비에 부어 20분 정도 더 끓이면 된다.

만약 더욱 강력한 엑기스 스프를 원한다면 물을 넣지 않고 만드는 스프 조리법도 있다.

토막친 닭의 껍질과 지방을 제거하고 술로 잘 씻는다. 그런 후 3시간 정도 찌면 900cc 정도의 말 그대로 진국이 나온다. 이것을 그냥 마셔도 되고 너무 싱겁다면 소금과 약간의 후추를 가미해 먹는다. 대신 고기는 먹지 않는다. 농도가 매우 진하므로 그만큼 효과가 뛰어나다.

닭 엑기스 스프는 출산 후 산모에게 더할 나위없이 훌륭한 영양식이다. 산후 회복도 빨라지고 아기에게 모유를 먹일 경우 젖이 잘 나오게 하는 효과도 있다.

중국 호사가의 집에서는 밥을 할 때 물 대신 이 닭 엑기스 스프를 넣는다고 한다. 그러면 매우 좋은 영양만점의 밥이 되어 소식을 하는 사람도 풍부한 영양을 섭취할 수 있다.

닭의 육즙과 간에 계란 흰자를 넣고 찌면 핑크색의 란두부와 유사한 음식이 된다. 간을 잘 먹지 못하는 사람들도 맛있게 먹을 수 있으니 고단백질 식품으로 손색이 없다.

닭은 옛부터 더위를 이기게 하는 보양식이었다. 올 여름에는 주왕의 전설이 깃든 주왕산에 들러 절경의 산도 구경하고 온 식구가 함께 직접 요리해 간 닭요리를 먹어보면 어떨까.

그야말로 '이보다 더 좋을 수 없는' 일석이조의 피서가 될 것이다.

▶▷ 동양의 신비로운 묘약 '계피'

요즘의 아이들이 크리스마스에 루돌프 사슴을 타고 선물을 주러 오는 산타클로스의 존재를 굳게 믿고 있다면 옛날의 아이들은 휘영청 밝은 보름달을 보며 계수나무 아래서 떡방아를 찧고 있는 토끼의 존재를 철석같이 믿으며 커왔다.

계수나무. 말로만 들어보았지 그것이 어떤 나무인지 제대로 아는 사람은 드물 것이다. 그저 민화에 나오는 상상 속의, 막연한 동경의 나무로만 인식되어 왔으니 그럴만하다. 그러나 이 계수나무는 실제 존재하는 나무로 그 껍질이 한약재나 향신료로 널리 쓰이고 있다. 쉽게 말해 매운 맛을 내는 '계피桂皮'의 원료이다.

한방에서 계피는 '육계肉桂'라는 말로 더 잘 쓰인다. 정확히 말하자면 계수나무의 두꺼운 껍질을 육계라 하는데 이 육계는 중국에서 '죽은 사람을 되살리는 묘약'으로 불린다.

심장 발작이 일어나 생명이 위급한 사람에게 육계를 먹였더니 기사회생했다는 예화가 있을 정도로 정심제로서 그 효과가 탁월하다고 한다. 또한 혈액 순환을 도와 몸이 유난히 찬 사람, 심장 쇠약에 의한 부종, 허약 체질, 관절염, 장 질환, 냉증과 생리통이 심한 여성 등 실로 그 쓰임새가 다양하다.

계수나무는 주로 중국 남부에 많이 분포되어 있다. 거기서 채취한 육계가 대부분의 약재 시장을 점령하고 있을 정도이다.

중국에서는 우리와 달리 육계를 매우 중요한 약재로 취급하는데 독특하게도 약재상 앞에 육계를 걸어두고 그 크기에 따라 가게의 규모를 과시하는 용도로 사용되기도 한다. 실제로 중국에는 장정 두 사람이 겨우 손을 맞닿을 만큼 큰 육계가 있다고 한다.

육계는 값이 비쌀수록 효과가 강력하고 자극적이다. 중국의 값비싼 육계는 가루를 혀끝에 조금만 대도 머리끝에서 발끝까지 전율이 생긴다고 한다. 고가품은 단 맛 뒤에 쓴맛이 남는 특징이 있다.

흔히 계피는 차로 만들어 마시는 것이 일반적이다. 그러나 죽을 쒀서 아침 저녁으로 3~5일 동안 따뜻하게 덥혀 먹으면 여성의 허한성 월경통에 효과적이다. 계피는 소화가 안되고 손발이 시릴 때도 좋으며 가루를 내 양치질을 하면 구취제거에 도움을 준다. 그러나 금기가 있다. 몸에 심한 열이 있거나, 염증이 한창 진행 중일 때, 그리고 임신 중에는 먹지 않는다.

간편한 방법으로 육계 차를 만드는 방법을 소개한다.

육계의 안쪽 껍질 살을 칼로 긁어 매일 2~3g(티스푼 1개)씩을 찻잔에 넣고, 끓는 물을 부어 뚜껑을 덮은 뒤 충분히 김이 돌았을 때 마시면 강한 향기를 느낄 수 있다. 이때 참고할 점은 육계의 양을 2g 이상 쓸 것. 그래야 즉효성이 높다고 한다.

▶▷ 영양가 높은 간편식, '두유 요구르트'

    중국에서는 집에서 직접 두유를 가공해 먹는다고 한다. 두유란 대두를 이용해 가공한 음료를 말하는데 식물성이라 소화력이 매우 높다. 또한 두유 속에 함유된 단백질은 필수 아미노산이 들어있는 양질의 단백질이다.

    중국에서는 이 두유를 이용해 요구르트를 만들어 먹는 사람들이 있다. 그 방법을 보면, 두유 180cc에 레몬 한 개를 짜서 넣고 천천히 저으며 섞어 벌꿀로 감도를 조절한다. 젓고 있는 동안 레몬의 산으로 저절로 굳어져 시중에서 파는 떠먹는 요구르트 정도로 걸쭉하게 됐을 때 먹으면 된다.

    약간 변용한 방법으로는 여기에 계란 두 개 분량의 흰자를 넣어 약한 불로 천천히 끓인다. 완전히 두유와 계란이 섞였을 즈음 벌꿀을 섞으면 된다. 그러면 두유 쉐이크의 맛을 느낄 수 있다.

    소화기 계통이 좋지 않은 사람, 혹은 두유의 비릿한 콩 냄새가 싫은 사람은 생강즙을 가미해 섞어 먹으면 된다. 생강즙은 식욕을 증진시키는 효능이 있기 때문에 이 방법은 소화흡수가 잘 되는 영양식이라 할 수 있다. 요령도 어렵지 않으므로 집에서 손쉽게 만들어 먹을 수 있는 간편식이다.

제 3장 남성을 강하게 하는 약선

1. 중국인의 비전秘傳 강정식

▶▷숨겨진 스테미너 식품, '양羊의 콩팥'

동물의 간肝은 흔히 조혈과 강장 식품으로 잘 알려져 있다. 그런데 간과 더불어 콩팥도 뛰어난 강정식으로 유명하다. 특히 비만으로 고민하는 사람이나 당뇨가 있는 사람에게 적합하다. 당뇨는 췌장에서 분비되는 인슐린이 부족해 포도당의 대사가 이루어지지 못하기 때문에 생기는 병이다. 콩팥은 신장 기능을 좋게 하고 강정 효과가 탁월해 식이요법으로 쓰이는 식품이다. 중국에서는 이 콩팥을 말려 강정제를 만든다.

콩팥 중에서도 양의 콩팥이 으뜸이다. 그런데 이러한 사실이 일반인들에게 널리 인식되지 못해 우리나라에서는 콩팥을 찾는 사람이 드물다.

하지만 맛있는 콩팥 요리를 먹어보면 금세 그 인식이 바뀔 것이다.

양의 콩팥은 쉽게 구할 수 있는 부위가 아니므로, 그 대용으로 돼지 콩팥을 이용할 수도 있다. 먼저 껍질을 벗긴 돼지 콩팥을 얇게 썰어 살짝 데친 후, 찬물에 두어 번 헹구어 물기를 바짝 뺀다. 거기에 마늘, 생강, 파를 다져 참기름과 식초을 넣고 소스를 만들어 끼얹으면 맛좋은 돼지콩팥 요리가 완성된다.

들인 공에 비한다면 그 맛은 놀라울 정도이다. 아무리 값비싼 소고기를 사서 요리를 해도 낼 수 없는 독특한 미각을 느낄 수 있을 것이다. 거기다가 아직까지 콩팥은 대중화 돼 있지 않아서 값도 별로 비싸지 않다.

강정효과가 뛰어난 콩팥 볶음 요리 하나를 더 소개하겠다.

콩팥을 5mm 두께로 썰어 물로 잘 씻은 다음, 물기를 빼고 기름 두른 팬을 달궈 거기에 마늘과 생강, 준비해 둔 콩팥을 넣고 볶는다. 3분이면 요리 끝. 그러나 효과는 3일 이상을 갈 것이다. 더 강력한 강정제를 원한다면 부추와 마늘을 충분히 넣고 볶으면 된다.

호르몬이 풍부하게 함유된 콩팥의 조리시 생강과 마늘을 반드시 넣어야 한다. 진한 향으로 미각을 자극해 식욕을 돋구어 주고 혈액의 순환을 원활히 해 강정의 상승효과를 얻을 수 있기 때문이다.

▶▷ 성호르몬 덩어리, '닭의 고환'

알고 보면 닭처럼 이상야릇한 구조를 가진 동물도 없다. 생김새로 보면 조류 같지만 새라고 볼 수가 없고 몸의 구조는 또 포유류와 완전히 다른 특징을 지니고 있다. 그 주요 특징을 보면, 온 몸이 깃털로 덮여있고 이빨이 없는 대신 모래주머니를 갖고 있으며, 머리가 작고 앞다리가 없는 대신 날개가 있다.

방광이 없고, 또 매우 흥미로운 사실은 고환이 복강 내에 있다는 것이다. 닭의 고환은 중국인들이 옛부터 강정식으로 먹어오던 것이다. 그들이 닭의 특이한 구조 중 유독 가장 희귀한 경우에 속하는 복강 내의 고환을 강정식으로 택한 이유는 무엇일까.

그 성분을 알고 나면 궁금증이 풀린다.

닭의 고환은 그야말로 성호르몬의 덩어리이다. 때문에 강정식은 물론 피부 화장품으로도 효과가 있다고 한다. 이것의 껍질을 벗기면 하얀 속살의 덩어리가 나온다. 옛날, 중국의 귀부인들은 남몰래 이 고환의 흰 덩어리를 구해, 꿀과 계란 흰자위에 섞어 반죽하여 팩을 만들어 썼다고 한다.

닭의 고환은 좀체 구하기 힘들다. 하지만 구하고자 하는 의욕이 있다면 어려울 것도 없다. 재래시장의 닭집에 부탁해 두면 가능할 것이다.

세기의 미녀, 클레오파트라가 돌가루와 동물의 기름으로 화장품을 만들어 세계 화장술의 선구자가 된 것은 유명한 사실이다. 그런데 중국의 양귀비가 닭의 고환을 이용해 팩을 만들어 썼다면 이는 화장품의 역사에 남을 중대한 사건이 아닐 수 없다. 동서양을 막론하고 아름다움을 향한 여인들의 욕구는 끝이 없음을 새삼 상기하게 된다.

▶▷ 등소평의 애용식, '동충하초'

93세까지 장수를 누렸던 중국의 최고권력자 등소평은 '동충하초'를 자양강정식으로 상시 복용했다고 한다. 인삼, 녹용과 더불어 중국의 3대 한방 강정재료로 널리 쓰이고 있는 '동충하초'.
요즘 들어 우리나라에서도 이 동충하초에 대한 관심이 지대해지고 있다. 그 효능이 알려지면서 각종 응용식품이 속속 시판되고 있는 중

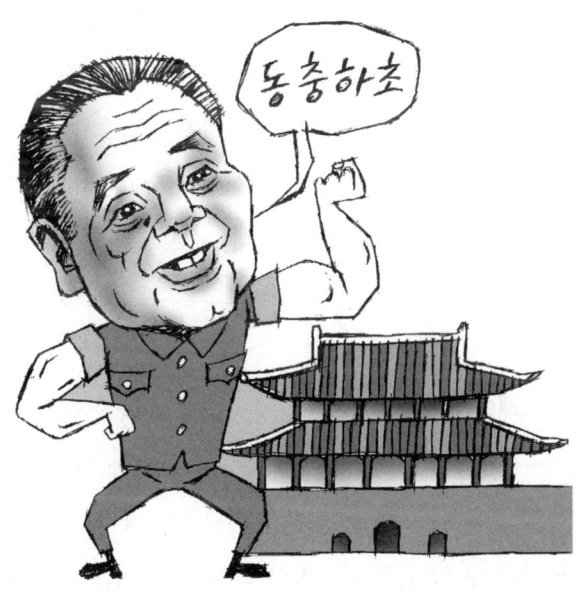

이다.

'동충하초'란 무엇인가. 말 그대로 겨울의 곤충이 여름에 풀이 된다는 것이다. 즉, 겨울철, 곤충의 몸에 기생하던 균이 나중에 곤충과 함께 굳어져 자실체(버섯)가 된 것을 이르는 말이다. 그러므로 동물이라고도 볼 수 없고 식물이라고 할 수도 없는 중간상태의 존재이다. 바꾸어 생각해보면 동물과 식물의 정기를 모두 갖고 있는 양성자라고 표현할 수 있다.

동충하초는 옛부터 중국에서 신비한 전설 속의 영약으로 알려져오던 약재이다. 중국의 운남과 귀주 등 해발 4000m가 넘는 고원지대에서 희귀하게 자생하는 것으로 제한된 일부 사람들에게만 유통이 되었다. 그런데 최근 국내에서 대량재배 기술을 개발해 일반인들도 쉽게 접할 수 있게 되었다.

동충하초를 복용하면 체내 면역력이 강화돼 체력을 보강하고, 아울러 스테미너를 충만케 하는 효과가 있다고 한다. 수년 전 히로시마 아시안 게임에서 중국의 육상선수단이 이것을 복용하여 신기록을 세운 일이 있었다. 그로 인해 세간의 이목이 집중되어 한차례 동충하초 붐이 일어나기도 했는데 우리나라에서도 최근 들어 여러 임상 연구를 추진하고 있는 중이다.

중국 고래의 문헌들을 보면 동충하초에 대한 언급을 속속 찾아 볼 수 있다. 중국에서는 최초로 본초종신本草從新에 그 기록이 남아있다고 하는데 그 외에도 '본초강목', '감원소식'에서도 동충하초에 대한 내용을 찾을 수 있다. 우리나라의 의서 '동의보감'에도 예외 없이 효능이 소개되어 있다.

  일찍감치 동충하초를 이용해 건강식을 만들어 먹었던 중국에서는 현재 이것을 오리와 함께 탕으로도 끓여 보양용으로 애용하고 있다. 동충하초의 종류만도 수십 가지가 넘는데 보통은 박쥐나방의 유충을 기주로 한 것과 나비의 번데기, 죽은 매미, 그밖에 다양한 종류의 곤충이 모두 해당된다고 할 수 있다.

  우리나라에서는 누에를 이용한 일명, '누에 동충하초'가 가장 일반적이다. 국내에 시판되고 있는 것의 대부분이라고 해도 과언이 아니다. 그 모습이 마치 눈꽃 같다고 해서 '눈꽃 동충하초'로 불리기도 한다.

  동충하초를 먹는 방법에는 여러 가지가 있는데 동결 건조된 것을 가루를 내어 복용하는 방법이 있고, 여러 약재와 함께 엑기스 형태로 만들어 한약처럼 먹는 방법, 또 각종 요리에 첨가하거나, 술을 담가 마시는 방법 등이 있다. 그 중에서도 보편적으로 먹기 쉬운 방법은 음식에 첨가해 먹는 것이다.

  삼계탕을 할 때 닭 한 마리를 기준으로 약 10g 정도의 동충하초를 황기, 당귀, 백작 각 30g, 감초 15g과 같이 넣고 푹 끓이면 된다. 또 중국인들처럼 오리탕에 넣어 먹는 방법도 있다. 음식을 가리지 않고 어디에나 잘 맞기 때문에 자신의 취향에 따라 어떤 요리에 가미해도 무방하다. 중국에서는 이 동충하초의 자실체를 이용해 만든 수프가 매우 고급요리로 각광받고 있다. 현지에 갈 기회가 생긴다면 좀 더 독특한 형태의 자실체 가공 요리를 접해 보길 바란다.

▶▷ 황제의 식품, '계란'

계란은 우유와 함께 양질의 고단백 영양식으로 우리에게 매우 친숙한 식품이다. 일주일에 하루 이상 식탁에 오르는 단골메뉴이며 또한 아이들 도시락 반찬 재료로 없어서는 안될 식품이기도 하다. 계란에 관한 이야기도 많은데, 속담에는 아무리 노력해도 되지 않는 일을 빗대어 '계란으로 바위 치기'라는 말이 있고 황희 정승의 일화로 잘 알려진 '계란유골鷄卵有骨'이란 고사성어도 있다. 절호의 기회가 와도 재수 없는 사람은 득을 보지 못한다는 의미가 담겨있다.

계란은 우리나라 사람들 뿐 아니라 전 세계인이 먹는 가장 사랑 받는 식품 중의 하나이다. 그 역할도 다양해서 식품 외에 약으로, 화장품의 원료로, 미술 재료로 수없이 많은 쓰임새를 발휘한다.

한방약 중에는 '봉황의 알'이란 뜻을 지닌 '봉황단鳳凰蛋'이라는 강정제가 있다. 이것은 부화되지 않은 계란을 일컫는데 그 유래가 재미있다.

중국의 건륭황제가 강남지역을 유람할 때였다. 하루는 황제 일행이 한 이름 없는 산을 지나다 그만 길을 잃고 말았다. 온종일 산중을 헤매다 밤이 되어서야 겨우 다 쓰러져 가는 집 한 칸을 발견할 수 있었는데 거기에는 늙고 가난한 노인 한 사람이 살고 있었다.

노인은 갑자기 찾아온 황제 일행을 보고 놀라 당황하다가 곧 정신을 차리고 지친 황제를 대접할 음식을 준비했다. 그런데 한참 후, 노인이 황제를 대접할 거라면서 내온 밥상에는 먹을만한 음식은 없고 삶은 계란 몇 개만이 덩그러니 놓여 있는 것이었다. 어이없고 황당했지만 배가 고팠던 황제는 하는 수 없이 계란을 집어들었다.

마악 그것을 먹으려고 하는 찰나 황제의 눈이 갑자기 휘둥그레졌다. 계란의 얇은 막 안으로 솜털과 새의 눈알 같은 해괴한 것이 보였기 때문이다. 황제는 깜짝 놀라 물었다. "이것이 무엇이냐?" 당황한 노인은 아직 채 부화되지 않은 계란이라고 사실대로 말하면 목숨을 부지하지 못할 것 같아 엉겁결에 "봉황단입니다."라고 대답했다. 그러자 황제가 신기한 듯 계란과 노인을 번갈아 보다가 감동한 듯 말했다. "천자가 왔다하여 네가 귀한 봉황단을 내었으니 기특하구나." 그러면서 황제는 그것을 맛있게 먹었다고 한다. 나중에 그 노인은 황제가 내린 후한 상을 받았다.

그 후 이 '봉황단'은 황제의 음식으로 추대되어 중국인들에게 매우 인기 있는 음식이 되었다. 강정제로 발전한 것은 '봉황단'의 효험이 실제 확인되면서부터 였다고 한다.

건륭 황제가 보고 놀랐던 계란 안의 얇은 막은 봉황의 옷이라는 뜻으로 '봉황의 鳳凰衣'라 불리는데 기록에 보면 '폐를 튼튼히 하고 음기를 양생하므로 오랜 기침을 낫게 한다'고 적혀 있다.

허준의 동의보감에도 '계란은 마음을 진정시키고 오장육부를 편하게 한다. 태아를 보호하며 임신부의 돌림열병도 치료한다. 흰자위는 해산을 쉽게 하고 태반을 잘 나오게 하면서, 명치 밑에 숨은 열을 치료한다. 노른자위는 음기가 부족하고 혈血을 보강 할 때 사용된다'고 기록돼 있다.

흔히 계란에는 콜레스테롤이 많다고 하여 일부 생활습관병을 가진 환자들은 계란을 기피하기도 한다. 하지만 그렇게 단정지을 일이 아니다. 계란의 흰자에는 전혀 그럴 염려가 없기 때문이다. 흰자를 구별해서 섭취하면 오히려 좋은 이점이 많다. 미용식으로도 좋아 피부를 윤기 나게 하고 주름살과 기미를 제거하는 효과를 볼 수 있다.

계란에는 일반인들이 잘 알지 못하는 효능도 많은데 그 중 하나가 강정 효과이다. 임상에서는 정력을 보강하는 환약을 제조할 때 계란으로 약재를 반죽한다고 한다. 그것은 계란에 유기인산이라는 성분이 다량 함유돼 있어 이것이 신경활동을 촉진시키고 성적 흥분을 유발하기 때문이라는 것.

B.C 3000년경 중국에서는 벌꿀과 고무나무 그리고 계란을 이용해 손톱에 바르는 페인트를 만들어 냈다. 이것이 현대의 매니큐어이다. 그 밖에 계란은 전문 보디빌더들의 애용식으로도 유명하다.

멋진 남성미를 자랑하는 보디빌더들이 보다 나은 근육을 만들기 위해 계란, 그 중에서도 흰자위를 많이 먹는다고 한다. 여기에는 인간의 근육을 조직하는 결정적인 성분인, 단백질을 몸에 빠르게 흡수시키는 성분이 있기 때문이다.

▶▷ 밍크 코트보다 더 값어치 있는 '밍크 요리'

눈처럼 흰 밍크 코트를 입고 번화한 거리를 보란듯이 걸어보고 싶지 않은 여성이 있을까? 물론 당연히 있을 것이다. 하지만 그렇지 않은 여성들도 많다.

중년이 되면 옷장에 밍크 코트 한벌 쯤은 걸어놓고 살고 싶은 것이 대다수 여성들의 마음이다. 뿌리깊은 가부장의 보수적인 사회에서 여성들이 누리는 경제권은 형편없이 초라하다. 자신을 위해 옷 한 벌 사 입는 것도 그 만큼 쉽지않다는 얘기다.

밍크 코트가 겉에 입는 옷이라면 속을 따뜻하게 해주는 밍크의 또 다른 용도가 있는데 바로 밍크 요리이다. 원래 중국 요리에 없던 것이었는데 최근 홍콩의 한 요리 집에 등장해 세간의 화제를 모았다고 한다. 강정 요리라는 소문이 돌자마자 그 요리 집이 문전성시를 이뤘다는 믿지 못할 풍문도 있다.

완두의 어린 싹 '두묘豆苗'를 넣어 만든 요리인데 그린피스의 달콤한 향취 때문에 광동이나 상해에서 각광받는 요리이다. 또 '화교花膠'(생선의 몸통 부위를 말린 것)를 물에 3시간 정도 담가 채 썰어 상탕으로 밍크와 같이 찐 것이 있다.

상어의 등심이나 제비집과 같이 고급요리에 쓰이는 화교는 맛은 없지만 강정의 비방으로 긴요한 재료이다.

마지막으로 밍크 고기를 그대로 인삼과 함께 달여 엑기스를 만드는 방법이 있다. 털가죽으로 코트를 만들어 입는 용도 외에도 고기를 요리하여 음식으로 만드는 밍크. 하나도 버릴 것이 없는 동물이다.

▶▷ 금빛 제비의 둥지, '제비집'

중국 요리 중에서도 귀한 요리 재료로 쓰이는 것 중 하나가 바로

'제비집'이다.

'제비집'이란 바다제비들이 바닷말 같은 해초를 물어 침을 발라가며 만든 둥지를 말한다. 제비가 집을 지을 때 침을 섞어 집을 짓는 이유는 집을 더욱 견고히 하기 위해서이다. 그러니 침이 접착제 구실을 하는 것이다.

제비집은 보통 가파른 절벽에 있어 채취하기가 매우 어렵다. 그렇다고 모든 제비의 둥지가 다 제비집 요리의 재료로 쓰이는 것은 아니다. 딱 한 종류. 금빛 제비의 둥지만이 요리 재료로 쓸 수 있다고 한다. 때문에 우리 나라에서는 매우 비싼 요리 축에 속한다. 특급 호텔의 레스토랑에서 특선요리로나 맛볼 수 있는 것이다.

일종의 해조 요리에 속하는 제비집은 카로틴(비타민A)과 단백질이 풍부하다. 자양, 강장 식품으로 효과가 크다. 그러나 중국이나 홍콩을 여행할 때 덜컥 제비집 요리를 시켰다가는 큰 코 다치는 수가 있다. 여행자 같은 뜨내기손님을 상대로 녹말가루를 섞어 만든 가짜 제비집 스프를 파는 곳이 허다하기 때문이다.

▶▷ 천하 진미, '불조장'

허풍이 심한 홍콩 영화 중 주성치가 나오는 영화가 있다. 중국 요리를 소재로 최고의 경지에 이른 두 요리사가 요리대결을 벌이는 장면이 있는데 압권이다. 거기서 배우 주성치는 요리의 최고봉을 겨루는 식신대회에 참가해 '불조장'이라는 요리로 상대 선수와 한판 경연을 벌인다. 영화의 끝은 물론 대부분의 홍콩 영화가 그러하듯 주인공인

주성치의 승리로 끝난다.

'불조장'이란 무엇인가.

열심히 참선을 하며 불도를 닦던 한 스님이 있었다. 그런데 어느 날, 여느 때처럼 스님이 불경을 외우며 한창 목탁을 두드리고 있는데 난데없이 기막히게 맛있는 음식 냄새가 코끝을 간지럽혔다. 이에 번민하던 스님은 결국 마음을 절제하지 못하고 목탁을 던져둔 채 벌떡 일어섰다. 그리고 곧장 밖으로 나가 냄새의 진원지를 추적해 보았다.

그것은 바로 절 옆의 이웃한 민가에서 요리 중에 풍겨나오는 냄새였다. 스님은 애써 마음을 다스리려 했으나 결국 실패하고 한달음에 절 담장을 훌쩍 넘어 그곳으로 건너갔다. 그리고 미처 이웃에게 양해

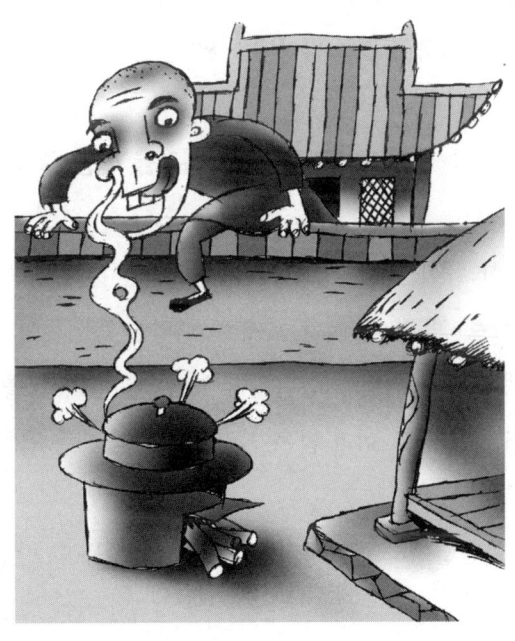

를 구할 겨를도 없이 채 완성되지도 않은 그 요리의 국물을 정신없이 떠 마셨다.

황홀한 국물 맛에 도취된 스님은 이후 수행의 길을 포기하고 그 길로 파계승이 되어버렸다고 한다. 불조장이란 불자가 담을 넘었다 하여 불리게 된 이름이다.

최고의 귀한 재료를 써서 진미로 불리는 '불조장'. 천하에 가장 맛이 으뜸이라는 금화화퇴金華火腿를 넣어 상탕(고급 스프)을 가해 찜틀로 네 시간을 찐다고 한다.

불조장은 간장의 활동을 돕는 간포干鮑, 간패干貝, 말린 해삼(해산물의 인삼), 상어의 등심살을 재료로 만든다. 이것만으로도 자양 강장 효과는 물론 혈압 강하, 제암 효과가 있는데 구기拘杞의 열매나 인삼, 녹용 등을 더하면 더욱 강력한 강장제가 된다.

▶▷ 뱀 한 조각 집어먹고 '국화' 한 송이를 씹는 중국인

동양의 진귀한 음식들 중에서도 여러 나라의 공통적인 특미特味로 꼽히는 것이 바로 '뱀 요리'이다. 수없이 다양한 음식들이 존재하는 중국에서는 뱀 요리가 워낙 일반화되어 있어 '특미'라고 볼 수는 없지만, 그나마도 '진미'로 여겨 많은 사람들이 즐겨 먹는 음식 가운데 하나이다.

요리법도 천차만별이라 굽기부터 찜, 볶음, 스프 등 그 방법도 다양하다.

대만의 중심, 화서가라는 곳에 가면 사람 키를 넘는 코브라가 집게에 물려 처마 밑에 대롱대롱 매달려 있는 것을 볼 수 있다. 뱀 요리를 먹으러 온 손님이 하나를 골라 부위를 지적해 주면 즉석에서 원하는 요리를 만들어 준다. 배를 갈라 한 잔 가득 흥건히 피를 내오기도 하고, 쓸개를 꺼내 싹둑 잘라 술과 함께 곧장 쟁반에 날라오기도 한다.

중국인들은 뱀 요리 중에서도 코브라와 같은 독사를 으뜸으로 여긴다. 그래서 우리 나라와는 비교가 안될 정도로 땅꾼들이 많다.

뱀은 동면 중에 잡은 것이 가장 상품上品이다. 살이 올라 윤기가 나고, 영양이 최고로 많을 때이기 때문이다. 뱀을 먹으면 몸이 금세 따뜻해지고 힘이 솟는다.

흔히 하는 말로 뱀은 여성과 상극이라고 한다. 하지만 극極과 극은 통한다고 여성이 뱀을 먹었을 때 효험을 볼 수 있는 증세들이 많은데, 특히 생리불순에 효험이 높다.

뱀 고기 자체는 닭고기와 맛이 매우 흡사하다. 지방이 적고 뒷 맛이 깨끗해서 뱀을 먹어본 경험자들은 하나같이 다시 찾게 된다.

홍콩에는 '오사갱五蛇羹'이라는 강정 요리가 있다. 이름 그대로 다섯 종류의 뱀을 말함인데 땅에 기어다니는 뱀, 하늘을 날아다니는 뱀, 높은 나뭇가지에 사는 뱀 등 각기 다른 다섯 가지의 뱀을 한데 섞어 만든 것이다. 홍콩에 여행할 기회가 있는 분들이라면 한번쯤 먹어보는 것도 좋을듯 하다.

최근 들어 중국인들은 꽃을 곁들여 요리를 먹는 것이 유행이라고 한다.

 상하이에서 시작된 꽃요리가 중국인의 입맛을 돋구는데 한 몫을 한다고 하는데 예를 들면 국화와 뱀을 곁들인 요리 국화삼사菊花三蛇가 그것이다. 뱀 한 조각 집어먹고 국화 한 송이를 씹는 식이다.

 세상에 못 먹을 것이 없다는 중국인들이 이제는 재료의 다양성을 넘어 맛의 운치를 아는 식도락가가 되어 가는 중인 듯 하다. 뱀과 꽃의 부조화를 조화로 이끌어 내는 중국인의 상술과 그 입맛을 예사롭게 넘길 일이 아니다.

 뱀은 단백질이 풍부해 강정 외에 고혈압에도 뛰어난 효과가 있다.

▶▷ 포복절도의 강정식, '돼지의 귀'

 돼지의 귀도 훌륭한 강정식의 재료가 된다. 쫑긋 솟아 접힌 그 얄궂은 귀가 어떻게 음식이 될 수 있을까 하겠지만 사실은 맛과 영양이 뛰어난 특별한 요리이다.

 돼지 귀를 먹는 사람은 아주 드물다. 그런데 한번 맛을 들이면 뗄 수 없는 매력이 있다고 한다.

 귀는 늘 움직이고 있으므로 물렁뼈와 근육이 발달해 쫄깃쫄깃 한게 그 미각이 매우 독특하다. 그리고 알고 보면 칼슘도 풍부한 영양식이다.

 푹 삶아 소금에 찍어 먹으면 오독오독 씹는 맛도 느낄 수 있고, 잘게 썰어 스프를 해 먹으면 여느 고기 스프 못지않게 맛이 좋다. 아무도 '돼지 귀'라는 사실을 눈치채지 못할 것이다.

2. 조루와 임포텐츠에 좋은 요리

▶▷ 조루의 묘약, '소금커피'

프랑스의 유명한 시인 볼테르는 커피를 일컬어 '지극히 지적인 검은 술'이라고 말했다. 이는 커피가 술과 향미에 비견할 정도로 가치를 인정받았기 때문이었다.

17세기, 프랑스에서는 커피를 제한된 의약품으로 규정, 의사들의 통제하에서만 사용할 수 있었다. 원두는 지금의 비아그라처럼 공공연히 뒷거래를 통해 약으로 더 많이 팔렸다. 장사꾼들이 원두를 만병통치약으로 속여 팔았던 것이다. 특히 호흡기계통의 치료제로 평판이 높았는데 오랜기간동안 알레르기성 천식의 치료제로 블랙 모카커피가 쓰이기도 했다.

이미 세계적으로 커피의 효력은 널리 알려져 있는 바이다. 두뇌와 근육의 자극제로서 뿐만 아니라 카페인이 중추신경계를 자극, 정신적인 상승작용을 한다하여 지식인들 사이에 없어서는 안될 기호식품으로 자리잡게 된 것이다.

그런데 알려진 사실 중에서 하나가 제외된 것이 있다. 바로 강정제로서 탁월한 커피의 효능이다. 무심코 마시는 커피에 그런 효과가 있으리라고는 생각조차 하지 못했을 것이다.

준비물은 커피와 스푼, 그리고 약간의 소금이 전부이다. 요령은 간단하다. 커피에 설탕 대신 소금을 섞어 마시는 것이다.

불과 다섯 시간도 지나지 않아 신기한 경험을 할 수 있을 것이다. 조루증으로 고민하는 남자라면 더욱 확인해볼 필요가 있다. 섹스의 지속력이 평소의 2배가 된다. 어떤 이는 3배의 효과를 보았다고 말하기도 한다.

그러나 절대 자만은 금물이다. 또한 매일 소금커피를 물 마시듯 타 마셔도 안 된다. 신장에 무리를 주어 효력은커녕 건강을 아주 해칠 수도 있기 때문이다.

비방은 비방일 뿐 그 이상도 이하도 아니다. 비방을 남용해 수시로 복용하는 것처럼 어리석은 일이 또 있을까. 약이 독이 되는 것은 순식간이다.

소금커피 요법은 적절한 시기에 긴요한 비책으로 남겨두자.

▶▷ 중국 대륙의 신령한 비주秘酒, '미주媚酒'

흔히 중국 술 하면, 대부분의 사람들은 고량주를 먼저 생각한다.

독특한 발효법으로 제조되어 꾸준한 인기를 누리는 고량주는 땅속에서 고체상태로 원료를 발효하는 방법으로 만들어진다. 그런데 이 고량주가 중국의 대표적인 술로 인식되어 왔는데 실상은 전혀 그렇지가 않다.

중국에서 술은 크게 '백주', '황주', '맥주', '과일주', '미주' 등 다섯 가지로 나뉜다. 백주는 청주처럼 투명한 술을 통칭하는 말로 30도 이상의 독한 술을 말하고, 황주는 우리나라의 막걸리와 같은 발효주로 독하지는 않지만 역시 그 빛깔이 맑고 청아하다.

과일주와 맥주는 우리가 알고 있는 술과 별반 다르지 않다. 미주는 술에 각종 식물이나 약재를 넣고 함께 증류시켜 독특한 맛과 향을 내게 하는 술이다. 여기서는 이 '미주媚酒'에 대해 언급하고자 한다.

미주는 임포텐츠인 남자들에게 매우 효과적이라고 한다. 만드는 방법은 대략 다음과 같다.

음양곽 60g, 부령 30g, 대추 9개를 찌고, 그것을 햇빛에 말리고 이렇게 세 번 이상 반복한다. 그런다음 1리터의 소주에 건조시킨 재료를 넣고 100g의 꿀을 섞어 밀봉한다. 한 달이 지나면 말로만 듣던 신선의 술, '미주'가 완성된다. 또 다른 방법은 음양곽 20g, 부령 10g, 대추 3개를 630cc의 물에 넣고 약불에 180cc가 우러나게 달인다. 이것을 매일 장복한다.

술을 계속 마시면 알콜 중독에 이르게 되나 이 미주는 약재를 넣고 달여 만든 것이므로 매일 마셔도 무리가 없다. 중국 비사에 의하면 임포텐츠환자에게 매우 탁월한 효험이 있다고 한다.

▶▷ 불감증을 고치는 '마늘과 생강'

우리 나라의 향신료 중 대표적인 것이 '마늘'이다. 마늘은 한국인의 또 다른 향기이면서 가장 사랑을 받는 양념이기도 하다. 건강에 관심이 높아진 요즘 사람들에게 마늘에 관한 상식은 이미 상식 축에도 끼지 않는다. 마늘이 지닌 영양가와 여러 약리 작용들을 훤히 알고 있기 때문이다.

흔히 알려진 효과로는 기관지와 관련된 질병, 위, 장질환에 좋다는 것이고 멀리는 장수의 묘약이라는 것이다. 그런데 숨겨진 효능이 하나 더 있다. 마늘이 불감증과 원활하지 못한 성생활에 좋은 약이 된다는 것이다. 마늘과 함께 먹으면 궁합이 잘 맞는 향신료가 있으니 바로 생강이다.

두세 개의 마늘 조각과 생강 30g을 함께 볶아 먹으면 일시적인 불감증이나 성욕 감퇴 등을 개선할 수 있다는 것이다. 신진대사가 잘 되지 않아 일어나는 증상이므로 마늘과 생강이 대사를 촉진시키고 수분의 순환을 돕는 역할을 하여 잃어버렸던 활력을 되찾게 해 줄 것이다.
한방에서 생강은 '독을 억제한다 하여' 약의 재료로 쓰인다. 대추와 함께 쓰면 원기를 상승시켜 속을 따뜻하게 해주고, 작약과 함께 쓰면 경맥의 흐름을 돕는다고 한다.

3. 방중비사房中秘史의 묘약

▶▷ 스물 네 시간을 가는 '수나비'의 정력

진화론을 연구한 찰스다아윈의 책을 보면 진화론을 입증하기 위해 수나비를 대상으로 실험한 부분이 나온다. 성적선택sexual selection 에 관한 글을 보면 이러한 내용이 있다.

-… 수컷과 암컷이 싸우고 그 중에서 힘센 것은 교미에 성공하고 그리고 한 종류의 동물이 다른 종류의 동물로 진화되었음을 보여주는 증거가 없다. 과학자들이 '수나비'의 날개를 자르고 평범한 날개를 붙여도 암컷과 교미하는 것을 실험하였다. -

수나비는 섹스의 지속력이 스물 네 시간을 간다고 한다. 일명 '섹스의 왕자'라고 불리기도 하는 수나비. 예로부터 정력의 다섯 가지에 꼽히는 것이기도 하다.

중국에서는 이 수나비를 분말로 제조해 팔고 있다. 이것을 꿀과 섞어 먹으면 강정과 스테미너에 아주 좋다는 것이다. 또 수나비를 이용한 정제와 환약을 만들어 이용하기도 한다.

수나비란 고치를 마악 뚫고 나온 나비를 일컫는데, 한방에서도 이것을 말려 약을 짓는다.

이 약은 구하기도 힘들 뿐더러 좀체 만들기도 어렵다. 그러나 이 책의 독자들을 위해 비밀스러운 수나비 정력제 만드는 법을 소개한다.

재료는 근처의 약재상에서 구할 수 있을 것이다.

먼저 가장 중요한 수나비는 10마리 정도가 필요하다. 그리고 음양곽 100g, 쇄양 100g, 파극천 100g, 해마海馬 3마리, 해룡海龍 3마리, 차전자 8g을 준비한다.

이 모두를 술과 함께 섞어 찐 뒤, 바람이 잘 통하는 그늘에서 말린다. 이렇게 세 번 반복한 다음 충분히 건조시켜 가루로 갈아 냉장고에 보관한다.

아침, 저녁으로 하루에 두 번, 수저로 한 숟가락 씩 떠서 먹으면 된다. 이것은 약보다 몇 배나 효험이 있다. 계속 복용하다보면, 어디를 가더라도 상비하게 될 정도로 애착이 갈 것이다.

▶▷ 브랜디에 '메추리알' 을

브랜디Brandy란 과일을 발효시켜 만든 발효주를 증류한 술을 총칭한다. 흔히 포도, 사과 등을 이용한 브랜디서부터 그 종류도 다양한데 주산지는 역시 유럽권의 구대륙에 있는 나라들이다. 오늘날에는 브랜디란 거의 대부분 포도주Wine를 증류한 포도 브랜디를 지칭한다. 이것은 포도가 증류 시 가장 좋은 맛과 향을 내기 때문이다.

기원전부터 브랜디의 기주로 알려진 포도주는 프랑스에 살던 한 연금술사에 의해 발명되었다고 한다.

현재 프랑스에서는 브랜디를 오드비Eau-de-Vie라는 명칭으로 부

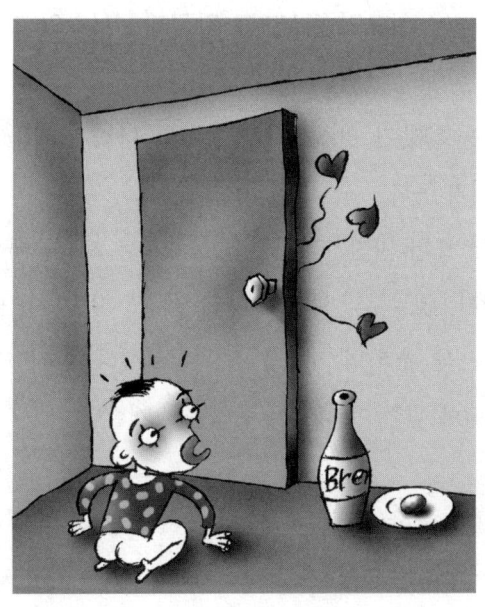

르는데 이것은 '생명의 물'이라는 뜻이다. 꼬냑Cognac은 프랑스 꼬냑 지방에서 생산된 포도 브랜디를 말한다. '칼바도스Calvados'는 그와 다르게 사과로 만든 브랜디이다.

브랜디에는 강정, 강장 효과가 있다.

중국에서는 산후의 여성이나 빈혈, 몸이 찬 사람에게 소량의 브랜디를 마시도록 한다. 거기에는 메추리알이 하나 들어 있는데 술에 있어서도 조화를 즐길 줄 아는 중국인의 지혜이다. 이 메추리알 브랜디를 취침 전 한잔 씩, 삼일 동안 마시고 나면 잠자리에서 그 이유를 실감할 수 있다고 한다.

▶▷ 명성 높은 최고의 강신强腎 강정제, '사슴의 피와 뿔'

'사슴목장 동호회'가 발족될 정도로 우리나라 남성들에게 사슴은 강정제로 인기가 높다.

그것은 중국 또한 마찬가지인데 중국에서는 사슴중에서도 수사슴을 최고로 친다. 옛날부터 내려오는 속설에도 사슴피를 마시는 노인들은 젊은 여자를 여러 명 거느리며 산다고 했다. 아직까지도 중국에 전해 오는 사슴에 관한 이야기 한 구절을 소개한다.

유난히 여색을 밝히는 문종文宗이라는 한 왕이 있었다. 대부분의 영웅호걸들이 그러하듯 그도 수십 명의 후궁을 거느리며 살았다. 그런데 어느 날부터인지 문종은 그것이 원인이 되어 자주 병석에 앓아 누워야 했다. 이를 보고 스스로 충신을 자처하는 한 간신히 나서 사슴의 피를 구해 문종에게 바쳤다. 그런데 병세가 몰라보게 호전되기 시작했다. 간신도 놀랄 정도였다.

문종은 이부자리를 털고 일어나 곧바로 신하들에게 명령했다. "영지에 사슴을 사육하라." 그리고는 각 지방의 수령들이 보내온 수백 마리의 사슴을 모아 목장까지 만들고 문종은 수시로 거기에 들러 사슴피를 마셨다. 왕성해진 정력에 힘입어 그는 더욱 후궁들을 늘리고 주색잡기에 빠져들었다. 그런데 함풍咸豊 10년, 영국군이 천진天津을 공격했다는 소식이 들려왔다.

아무 대비책도 없이 수수방관하던 문종은 결국 사태가 악화되자 신하들을 시켜 짐을 꾸리라는 명령을 내리고 자신도 피난준비를 서둘렀다. 그리고 궁궐을 떠나기 직전 마지막으로 사슴의 피를 구해오라고 시켰다. 그러나, 제 목숨을 부지하기도 어려운 형편에 왕의 명령을 따르는 신하가 있을 리 없었다.

도망치기 바쁜 신하들은 문종을 거들떠보지도 않았다. 일년 후, 다시 환후가 깊어질 대로 깊어진 문종은 결국 죽음의 문턱에 이르게 되었다. "누가 사슴의 피를 좀 구해다 다오." 눈을 감기 직전 문종이 남긴 유언이었다.

중국에서는 인삼을 달인 국물을 백일간 먹인 수사슴의 피가 최고의 강정 엑기스로 통한다.

백일간 정성 들여 인삼 달인 물을 먹인 사슴의 콧날 옆을 굵은 바늘로 찔러 거기서 흐르는 피를 받아 술과 같이 하루에 한잔씩 마시면 정력이 넘쳐 흐른다고 한다. 또한 사슴피를 가공하여 고약 형태로 만들어 팔기도 한다. 사슴은 동물 분류학상 유제류에 속하며 흔히 볼 수 있는 소와 같은 반추동물이다.

사슴의 생태를 보면 녹용을 가지고 있는 동안은 온순한 습성을 가지다가 녹용을 자른 후 발정기가 되면 매우 사나와진다. 이때 수컷은 오직 암사슴을 차지하는 일에만 열중한다고 한다. 지구상에는 사슴의 종류가 약 40여 종에 이른다. 그 중에서 우리 나라에 유통되고 있는 사슴의 뿔, 즉 녹용의 종류는 다음과 같다.

1. 매화용, 화용 : 꽃사슴의 일종인 매화사슴과 꽃사슴의 뿔.
2. 뉴질랜드용 : 적록Red Deer의 뿔로 거의가 호주와 뉴질랜드에서 수입된다.

3. 원용 : 소련 산으로 적록 및 엘크 종류의 사슴뿔.
4. 알래스카용 : 알래스카 순록은 평생토록 이끼만 먹고 자라며 암, 수 모두 뿔이 자라나는 사슴으로 뿔의 털 색깔이 검다. 현재는 우리 나라에서 녹용으로 인정하지 않아 사용하지 않는다.

옛날, 중국 광동성廣東省에서는 닭 모이로 참깨나 두부비지, 빻은 굴 껍질 가루에 녹용을 섞어 먹였다. 그러면 계란도 맛과 영양이 좋아지고, 닭 또한 몸에 윤기가 흘러 날개에 빛이 돌았다고 한다. 값비싸게 팔렸음은 두말할 나위도 없다.

녹용은 숫사슴의 갓 내민 굳지 않은 뿔을 일컫는다. 한자대로 해석하면 녹용鹿茸은 '사슴의 싹'이라고 할 수 있다. 녹용 중에는 '상대'라 하여 윗 부분의 붉은 색을 띠는 부위가 가장 좋다. 조직이 치밀하고 알차기 때문이다.
하지만 그에 못잖게 값이 비싸다. 그러므로 녹용을 고를 때 꼭 상대만을 고집할 필요는 없다. 질보다 양을 택하는 것이 더 현명할 수도 있기 때문이다.

숫사슴의 양근을 송두리째 도려내어 말린 것은 '녹편'이라고 한다. 이것을 연필 깎듯 깎아 술에 같이 타서 먹으면 남자들에게 좋다.
강정 효과가 뛰어날 뿐더러 심장의 운동도 활발해지고 피부의 노화 현상도 억제하여 몸도 마음도 젊게 살 수 있는 비방이라고 한다. 호사가들에게는 솔깃할 것이다.

▶▷ 밤을 잊은 남성의 비결, '참새 요리'

한창, 참새가 장안의 화제로 떠오른 적이 있었다. 다름 아닌 초등학교 학생부터 직장인에 이르기까지 폭넓게 유행하던 참새 개그 시리즈 때문이었다.

주인공은 전깃줄 위에 앉아 있는 참새와 그 참새를 쏘아 떨어뜨리는 포수. 이들간에 오고 간 우스꽝스러운 대화가 이 유머의 핵심이다.

참새와 관련된 유머가 한 시절을 풍미한 베스트셀러였다면, 그에 못지 않게 참새에 관한 한 지금까지 고고히 자리를 지키고 있는 스테디셀러가 있다. 바로 경험자의 입소문을 통해 정력의 비방으로 항간에 널리 알려진 '참새구이'의 전설이다.

한때 포장마차에서의 수요급증으로 무분별한 참새의 남획이 세간을 떠들썩하게 한 적이 있었다. 앞다투어 방송의 시사고발 프로그램에서 이를 심각하게 다루어 보도하는 바람에 규제가 엄격해져 더 이상 포장마차에서 참새구이를 맛보기란 쉬운 일이 아니었다. 그러나 그 전설은 아직까지도 사라지지 않아 더러 해외에서 몰래 밀수입을 하다 적발되는 사건이 간간이 생기곤 한다.

도대체 참새가 어떤 효력을 지니고 있길래 웃지 못할 그런 일들이 빈번히 발생하는 것일까.

중국에서 전해 내려오는 한 비서秘書에 의하면 새의 머리는 뛰어난 강정 효과를 갖고 있다고 한다. 그것이 꿩이든, 참새든, 메추리든 상관이 없다. 이 새의 머리는 정력제로서 그 효과가 발군이라고 전해 내려져 온다. 국내에서는 가장 흔한 새가 참새이므로 당연히 쉽게 만들어 먹을 수 있는 참새구이가 대인기를 누렸던 것이다.

가정에서 쉽게 요리할 수 있는 참새를 이용한 튀김요리 방법을 소개 한다.

부리와 날개를 떼어 깨끗이 씻어둔 참새를 마늘 즙을 약간 넣은 술 속에 담가서 냄새를 완전히 제거한다. 거기에 간장, 후추, 소금으로 간을 맞추고 중간 온도의 기름에 살짝 데쳤다가 꺼내 다시 낮은 온도의 기름에 천천히 튀겨낸다.

색이 노르스름하게 보이면 잘 튀겨진 것이다. 튀겨낸 참새는 마늘에 찍어 머리 부분부터 먹는다.

여기에 소주 한잔을 곁들이면 좋다. 더욱 강력한 효과를 기대한다면, 수박이나 호박씨를 안주로 함께 먹는 방법도 있다. 그러면 그날 밤, 잠자리가 놀랄만큼 달라진 것을 느낄 수 있을 것이다.

제 4장 젊음과 아름다움을 위한 약선

1. 비단 같은 피부를 가꾸는 비결

▶▷ 피부에 윤기를 주는 '참깨'

유난히 매끄러운 피부를 지닌 사람을 보면, 부럽기에 앞서 '도대체 무슨 비결이 있길래 저리 피부가 고운 것일까?' 하는 궁금증을 갖게 한다. '참깨요법'은 그런 의문을 풀어줄 해답을 갖고 있다.

참깨의 효능에는 지방유가 들어 있어 자양강장과 변비를 치료하고 다른 생약과 배합하면 허약체질을 개선하는 효과가 있는 것으로 알려져 있다. '본초강목' 및 '신농본초경'과 같은 옛 문헌에도 그 효능이 자세히 기술되어 있다.

동의보감에서는 깨를 단방보약單方補藥이라 하여 '이 세상에서 사람의 생명을 기르는 것은 오직 곡식뿐이다'라고 기록하고 그 곡식 중 맨 처음으로 참깨를 들고 있다. 이처럼 참깨는 우리 조상들이 귀히 여겼듯 몸에 좋은 여러 효능을 갖고 있는 식품이다. 그 중 '식표본초'라는 문헌에서는 참깨가 피부를 윤택하게 하는 효능을 갖고 있다고 기록하고 있다.

보통, 볶아서 조미료로 쓰거나 기름을 짜서 향신료로 먹는 참깨는 일부 사람들에 의해 좋은 미용식으로 쓰이기도 한다. 원래 참깨의 원산지는 인도와 이집트 쪽인데 옛날, 인도에서는 여성들이 참깨를 갈아 얼굴에 바르기도 했었다고 한다. 그러나 이는 효능이 확실치 않으므로 여기서는 참깨를 먹으면서 피부를 관리하는 방법을 소개하겠다.

볶은 참깨를 매일 20g씩 먹다가 40g까지 늘려 2주 정도 섭취하면 피부에 윤기가 돌고 매우 탄력이 생기는 것을 느낄 수 있다. 5개월 가량을 계속 먹으면 고질인 닭살 건성 피부도 몰라보게 매끄러운 피부로 변화한다.

이 참깨 요법은 100% 자연에서 얻은 성분을 원료로 하므로 부작용으로 고생할 필요가 없을 뿐더러 한 개에 몇 만원을 호가하는 화장품보다 값도 싸고 구하기 쉬운 장점이 있다.

참고로 품질이 좋은 참깨 고르는 방법은 다음과 같다.

첫째, 참깨는 모양이 반듯하고 둥근 타원형으로 균일하며 표피가 얇은 것이 좋다.

둘째, 빛깔이 깨끗하여 청결한 것을 고른다.

셋째, 유분과 수분 함량이 많은 식품이므로 착유 시 기름이 많고 고소한 맛이 강한 것을 택한다.

참깨는 천연의 식물유라 살찔 걱정도 없고 볶아 먹으면 고소해 먹기도 좋다. 오랜 다이어트로 피부가 거칠어지고 변비가 생긴 여성이라면 실행해볼 필요가 있다.

▶▷ 신비의 영약, '송실松實'

'송실'이란 자라서 소나무가 될 씨의 알맹이로 배젖이 발달된 상태의 것을 말한다.

지방과 비타민 E를 함유하고 식물성 단백질이 풍부하다. 민간요법으로 회자되는 비방 중의 하나이기도 하다. 송실은 예로부터 체내의 독을 빼주고 오장을 튼튼하게 해준다 하여 선인仙人의 식품으로 불리기도 했다. 주로 산중에 기거하는 스님들이 많이 복용하였는데 피부를 윤택하게 해주고 몸의 노화를 방지하는 기능 때문에 옛날에는 장안의 기생들이 약재상을 통해 다량을 구입해 이용하기도 했다. 이들은 송실을 약으로 먹기도 했지만 마음에 드는 선비가 찾아오면 죽을 쑤어 대접했다. 그대로 먹어도 좋지만 죽을 쑤면 맛도 일품이고 영양도 만점이다.

쉽게 먹을 수 있는 음식이 아니므로 한번 만들어 본 후, 특별한 날에 끓여 손님에게 대접하면 별식이 될 것이다. 만드는 법도 매우 간단하다.

1인분에 송실 40g, 쌀 1/4컵, 물 900cc.

송실을 믹서에 갈아 냄비에 쌀, 물과 함께 넣은 후 보통 죽을 끓이듯 푹 끓이면 된다. 여기에 소금이나 설탕을 넣어 간을 맞추면 맛좋은 별미 '송실죽'이 완성된다.

그냥 먹을 때는 여름철 맥주 안주로도 적격이다.

▶▷ 중국 상류층 여성들의 피부관리 비법, '돼지껍질'

돼지는 인간과 닮은 점이 많다. 물론 겉모습이 닮았다는 것이 아니다. 언젠가 한 신문에서 돼지의 장기가 인간과 매우 흡사하다고 보도한 적이 있다. 인간에게 돼지의 장기를 이식할 경우, 부작용도 적고 크기도 비슷해 앞으로 이용가치가 있을지도 모른다는 추측성 기사였다. 현실성이 전혀 없는 얘기가 아니다. 돼지의 피부는 인간의 피부와도 비슷하다는 느낌을 준다.

프랑스의 유명한 소설가 베르나르 베르베르는 최근의 소설에서 유인원과 인류 사이에 돼지를 끼워 넣는 기발한 착상을 보여주었다. 아주 근거 없는 발상이라고 치부하기에는 꺼림칙한 부분이 많다.

최근 '돼지껍질 다이어트'가 열풍이라고 한다. 미국의 일부 식품영양 학자들에 의해 제기되어 유럽에서 이미 선풍적인 인기를 끌고 국내에 상륙한 것이다. 나름대로 과학적인 근거를 갖고 접근한 '돼지껍질' 애호론자들의 얘기는 매우 그럴 듯 하다.

내막이야 어찌됐든, 그냥 흘려 버리기엔 아까운 정보이다. 도대체 무슨 이유에서 갑자기 찌꺼기로 치부되던 돼지껍질이 칙사 대접을 받을 수 있었을까. 바로 돼지껍질의 성분에 그 해답이 있었다. 돼지껍질이 탄수화물 제로의 식품이기 때문이다.

 이 다이어트는 한때 우리나라에서 모 재벌의 다이어트 법으로 밝혀져 화제가 되었던 '황제 다이어트'를 연상시킨다. 돼지껍질이 비싼 소고기의 반열에 올라섰다는 사실이 믿어지지 않는다. 그러나 이미 돼지껍질의 인기는 예고된 것인지도 모른다. 다양한 효능이 밝혀져 있음에도 불구하고 한번도 주목을 받지 못했던 식품이기 때문이다.

 못 먹는 음식이 없다는 중국에서는 일찌감치 그 가치를 인정받아 고급요리의 재료로 쓰여 왔고 필리핀에서는 발효된 생선, 새우의 장과 같은 음식과 함께 중요한 반찬 역할을 하고 있는 식품이기도 하다.

 또한 효능 면에서 돼지 껍질은 콜라겐이 많이 함유된 건강식품으로 알려져 있다. 콜라겐이란 본드같이 끈적거리는 물질로, 우리 몸의 세포들을 접착시키는 역할을 한다.

 일반적으로 근육이나 관절, 피부에 탄력을 주는 특수 고단백원으로 통한다. 피부가 노화되는 것도 콜라겐이 부족하기 때문에 생기는 현상이다. 때문에 돼지껍질은 피부의 노화를 막고 탄력을 주는 유용한 식품이라고 할 수 있다.

 요즈음 피부과나 성형외과에서 콜라겐 주입 성형술이 인기를 끌고 있는 것을 보면 중국여성들의 선견지명이 놀라워 보인다.

 중국의 상류층 여인들은 일찌감치 돼지 껍질을 이용한 팩을 만들어 피부를 관리해 왔다. 일명 '네트'라고 불리는 이것은 내장과 고기 사이의 얇은 피막을 가리킨다. 일반인들은 구하기가 어려워 돼지의 라

아드를 팩의 재료로 썼다고 한다. 효과는 네트에 미치지 못하지만 그나마 좋은 화장품 대용으로 인기가 있었다.

돼지껍질의 효능에는 이러한 피부노화방지의 미용효과에서부터 상처를 빨리 아물게 하고 치료하는 효과까지 실로 다양하다. 그 중에서도 대표적인 것이 화상의 치료이다.

환부를 깨끗이 소독한 후, 돼지껍질을 붙여두면 얼마 후부터 통증이 가시고 새살이 돋아 상흔이 말끔히 사라진다. 이에 대한 근거로 미국에서는 돼지껍질을 사용한 피복제가 개발돼 베트남 전쟁시 화상 치료에 활용했다는 얘기가 있다.

돼지껍질의 활약은 거기서 그치지 않는다. 일본 오사카의 한 의과대학 교수가 실험한 바에 의하면 돼지껍질 속에 함유된 콜라겐이 암을 예방하는 중요한 역할을 하였다고 한다.

돼지껍질의 다채로운 효능이 현대의과학에 의해 속속 밝혀지고 있는 것이다.

아직까지 우리나라에서는 값이 아주 비싸거나 구하기 어렵지 않아 그나마 다행이다.

돼지껍질 전문음식점도 요즈음은 쉽게 볼 수 있다.

2. 노화를 방지하고 몸매를 아름답게

▶▷ 머리를 검게 하는 '참깨와 하수오何首烏'

하수오何首烏는 강정약재로 잘 알려져 있다. 그 뿌리는 굵은 고구마 모양을 하고 있는데 한방 생약재로 쓰이며 강정효과가 뛰어나 예로부터 불로장생의 약재로 불린다. 이 하수오에는 이름에 얽힌 재미있는 전설이 있다.

나이에 비해 머리에 새치가 많아 백발이 성성했던 한 사람이 있었다. 그런데 어느 날, 사람들이 지나가는 그를 보니 머리가 새까맣게 변해 있더라는 것이다. 그래서 어찌된 일이냐고 물었더니 그는 아무 말 없이 풀뿌리 하나를 내밀었다. 그것이 '하수오' 라는 이름을 얻게 된 유래이다.

하수오何首烏란 뜻 그대로 '어찌하여 머리가 까마귀처럼 검어졌소?' 라는 의미를 담고 있다. 하수오를 꾸준히 복용하면 정말 거짓말처럼 머리가 검어진다고 한다. 그러나 믿기 어려운 얘기이다.

이 신비스러운 전설의 약재, 하수오에 곁들여 보다 믿을만한 효능을 갖고 있는 참깨를 함께 이용하는 방법이 있다. 옛 문헌 '식표본초' 에는 참깨의 효능에 대해 이렇게 적고 있다. '참깨는 위와 장의 기능을 다스리고, 혈맥을 도와 피부를 윤택하게 하고, 머리가 세는 것을 방지하며, 수명을 연장시킨다'

이를 근거로 새치(흰머리)를 검게 하는 비전의 묘약을 소개한다.

먼저 약재상에서 하수오 200g을 산다. 뿌리에 붙어 있는 티끌과 돌을 제거하고 깨끗이 씻어 두 번 찐다. 그런 후 얇게 썰어둔다.

볶은 참깨 250g에 물과 하수오를 함께 섞어 믹서로 간다. 냄비에 옮겨 벌꿀을 넣고 약불에 걸죽할 때까지 끓인다. 이것을 냉장고에 보관하고 매일 한 숟가락 씩 복용하면 된다.

이 약은 아직 새치가 나지 않은 사람에게도 좋다. 요즘의 '트리트먼트'와 같은 작용을 해서 머리를 윤기 있게 하고 영양을 풍부하게 해주기 때문이다. 미역이나 다시마 같은 해조류를 가미해 병용해서 먹으면 그 효과는 배가된다. 또한 그 효능이 폭넓어 머리칼을 검게 하는 것 뿐 아니라 불로장수의 식이요법으로도 유명하다.

하수오는 심장병과 고지혈증을 예방하는 약재로도 쓰임새가 있다. 자양 강장은 물론이고 선천적인 허약 체질자와 정력이 약한 사람, 당뇨병 환자에게도 좋은 건강식품이다. 때문에 인삼 대신 사용하기도 한다.

▶▷ 백약百藥의 동반자 '감초'

'약방에 감초'라는 말이 있을 정도로 감초는 한약에서 빠질 수 없는 중요한 약재이다.

'동의보감'에서는 감초가 오장육부의 한열寒熱과 사기邪氣를 다스리며 이목구비와 대소변의 생리를 정상으로 이끌고 모든 혈맥을 소통시키며 근육과 뼈를 튼튼하게 하고 영양 상태를 좋게 할 뿐만 아니라, 약의 독성을 해독하고 기침과 담을 삭이며 모든 약을 중화하는 약재라고 기록하고 있다.

특히 생감초는 해독작용이 높아 마시면 암에도 저항이 강한 체질이 된다고 한다. 최근 중국의 관영 신화통신에 의하면 중국 한의사들이 감초를 연구한 결과, 에이즈균의 증식을 억제하는 성분이 발견되었다고 한다. 이로 인해 세계 의학계가 '감초'를 보는 눈이 달라지고 있다.

이외에도 감초는 그 어떤 약재보다 해독효과가 뛰어나 식중독이나 약물중독, 항암제의 독성을 풀어주는데도 효과가 있다. 또한 간장기능을 강화하고 궤양을 방지하며, 동맥경화를 예방한다. 한방에서는 위경련이나 위통, 위궤양 등 근육의 급격한 긴장에 의한 통증 시 감초액을 마실 것을 권하고 있다.

감초는 성분이 따뜻하고 맛이 달며, 백 가지의 독을 풀어 모든 약의 효력을 돕는다 하여 일명 '국로'라 불리기도 한다. 흔히 하는 말로 '국민 배우', '국민 가수' 처럼 '국민약재' 인 셈이다.

감초는 그냥 먹어도 맛이 좋다. 감초를 1g 정도 생으로 먹으면 그것만으로도 포만감이 느껴져 다이어트 식품으로도 좋다고 한다.

이렇듯 먹기 좋은 약이 또 있을까. 입에 쓴 약이 몸에는 좋다 하지만 감초만은 예외인 듯 하다. 감초를 이용한 요리 하나를 소개하겠다.

대두 1kg을 물에 불려 감초 20g을 넣고 두 시간을 삶아 간장으로 간을 하면 달고 맛있는 감초 요리가 된다.

감초 자체에 방부제의 효과가 있어서 오래 보관해 두고 먹을 수도 있어 좀더 색다른 '다이어트식'을 원하는 분은 이 방법을 이용해보길 바란다.

▶▷ 아름다워지고 싶다면 '율무'를

율무는 일년초로 원산지는 베트남이다. 중국에서는 율무를 의미薏米라고도 한다.

사기史記에는 2천년 전 한나라의 명장 마원馬援이라는 장군이 율무의 좋은 효능을 알고 군량미로 비축해 두었다가 그것이 화근이 되어 죽었다는 얘기가 소개되어 있다. 이유인즉, 평소 한무제에게 신임을 받는 마원을 시기, 질투하고 있었던 한 장수가 한무제에게 고하길 마원은 색이 고운 진주나 코뿔소의 뿔같은 귀중한 것들보다 더 귀한 보석을 차지하고도 황제에게 바치지 않은 죄인이라 모함을 했다. 그런데 어처구니없게도 그 귀한 보석이라는 것이 바로 '율무'였다. 그 이후로 율무가 사람들에게 알려져 주목을 받았다고 한다.

율무는 의이薏苡라고도 하며, 껍질을 벗긴 것을 의이인薏苡仁이라고 한다. 율무 중에서도 진주眞珠율무를 최고로 치는데 이 진주율무는 홍콩이나, 극히 일부의 한약 전문점에서만 판매하므로 구하기 매우 힘들다.

옛날, 중국의 가정에서는 이뇨 효과가 좋고, 간장에 좋은 진주율무로 스프를 끓이거나 고기를 넣고 죽을 끓여 일주일에 한번 정도는 반드시 먹어왔다고 한다. 특히 이 죽은 소화기 계통에 매우 효험이 있다고 한다. 그리고 자양강장 효과도 있어 스테미너 식품은 물론 이뇨와 미용에도 좋은 것으로 알려져 있다. 껍질을 벗기지 않은 율무는 볶아서 차로 마시면 비만한 사람에게 살을 빼주는 효과가 있다.

한방 다이어트식으로도 매우 권장되는 식품이다. 단, 임산부에게는 해롭다.

▶▷ 탁한 피를 맑게 하는 '분피粉皮'

분피란 얇고 둥글게 생긴 묵의 하나로 중국에서 주로 먹는 식품이다. 녹두나 완두의 가루를 묽게 반죽해 끓여, 익으면 냉수에 식히는데 만드는 법은 우리네 묵 제조법과 별반 다르지 않다. 이것을 가늘게 썰면 춘우가 된다. 춘권(밀전병에 표고, 숙주, 죽순 등의 야채와 다진 돼지고기, 새우를 섞어 소로 넣고 돌돌 만 후 기름에 튀긴 일종의 중국 만두)을 세배 정도 늘인 것만한 크기이다.

분피는 칼로리가 적어 많이 먹어도 살이 찔 염려가 없다. 피를 맑게 하는 작용도 있어 부스럼 같은 피부병을 고치거나 다이어트식으로도 좋다. 분피에 술로 찐 닭의 가슴살과 오이채를 함께 담고, 이것을 참깨, 식초에 겨자를 섞은 소스에 찍어 먹으면 좋다.

여름철 별식으로 시원하고 상큼해 잃었던 입맛도 되찾아 주는 전채요리이다. 또한 술안주 대용으로도 기가 막히다. 뭔가 특별한 음식을 찾고 있는 분이라면 분피 요리를 해보길 권한다.

재료는 오래된 중화요리 재료상에 가면 구할 수 있을 것이다.

▶▷ 최고의 다이어트 식품, 곤약

어쩌다가 살이 우리의 적으로 둔갑했을까? 인생을 성공적으로 살기 위해 체중 관리는 필수 불가결한 조건이 되어버렸다.

오죽하면 남성들까지 성형수술을 하고 화장을 하는 시대가 되어 버렸을까. 몸매 관리를 하기 위해 비싼 돈을 지불하고 체형 클리닉을 다니는 남성들도 적지 않다고 한다. 여성들은 두말할 나위가 없다.

'외모컴플렉스'가 사회 전반에 확산되며 이들을 대상으로 한 사업도 번창일로를 맞았다. 그 중에서도 다이어트를 위한 '식품보조제' 사업이 가장 활황이다. 그러나 칼로리 소모가 많은 현대인들에게 공복감을 없애주고 지방을 연소시킨다는 효능의 이 식품 보조제들은 잘못 복용할 경우 여러 후유증을 남길 수 있다. 인삼이 모든 이의 체질에 다 맞지 않는 것과 같은 이치다. 혹 자신도 모르는 질병에 걸려 있는 사람이라면 상황은 더욱 나쁘다.

그렇다고 시판되는 모든 제품들이 다 그렇다는 것은 아니지만 되도록이면 화학성분이 가미되지 않은 천연의 자연식품을 권하고 싶다.

저 칼로리 식품이면서 영양이 풍부한 음식으로 '곤약'이 있다. 곤약은 약 97%가 수분과 섬유질로 구성되어 있고 다른 영양소는 거의 들어 있지 않다. 특히 비타민을 전혀 함유하고 있지 않아, 곤약을 위주로 먹을 때는 반드시 채소를 함께 먹어야 한다. 또 철분이나 칼슘 등의 미네랄을 공급하기 위해서 해초도 잊지 말고 먹어야 한다.

곤약 200g의 분량은 밥 2공기와 같다. 그러나 밥 2공기를 먹었을 경우 섭취 칼로리는 400kcal이다. 반면 곤약의 경우, 200g을 다 먹어도 칼로리는 거의 없다. 곤약은 아무리 먹어도 살이 찌지 않는다. 그러므로 공복감이 해결되어 체중감량에 매우 효과적이다.

하지만 필히 알아두어야 할 사실이 있다. 아름다운 장미꽃에 가시가 많듯 이 곤약에도 금기가 많다.

살을 빼기 위해 무조건 곤약만을 먹어서는 큰 낭패를 보기 십상이다. 영양이 부족해져 붓거나 매일 수시로 먹으면 피부가 부르튼다. 이것은 곤약의 성분에 석회유가 다량 함유돼 있기 때문이다. 따라서 곤약은 다른 식품들과 병용해서 먹는 것이 바람직하다.

그리고 지나치지 않게 주 1~2회 정도로 조절해 섭취하는 것이 좋다. 이 방법대로 곤약을 잘 이용한다면 값비싼 식품 보조제를 먹는 것보다 몇 배의 다이어트 효과를 기대할 수 있을 것이다.

▶▷ 불로장생의 약술 제조 비법

나이가 들어서도 노쇠하지 않고 오래 젊음을 유지하며 행복하게 살길 바라는 마음은 모든 사람들의 한결같은 욕심이다.

천하를 호령한 진시황秦始皇의 이야기는 그래서 세월이 지나도 사라지지 않는 교훈이다.

그는 동남동녀童男童女 3000명을 동해의 삼신산三神山 : 蓬萊山, 方丈山, 瀛洲山에 보내 불로초不老草를 구하게 했지만, 실패하여 환갑도

못 넘긴 50세의 나이로 요절夭折하고 말았다. 한무제漢武帝 또한 만년晩年에 신선술神仙術에 미혹되어 국고를 탕진하면서까지 불로장생을 꿈꾸었지만 수명이 칠십 세에 그쳐 죽고 말았다. 동서고금을 막론하고 이와 같은 이야기는 무수히 많다. 우리 나라의 삼국유사에도 단군의 나이가 1,908세에 달했다고 전해진다.

어찌됐든 신화나 전설, 역사 속의 인물들이 정해진 인간의 수명에 만족하지 못했다는 것은 틀림없는 사실인 듯 하다.

서양에 연금술鍊金術사가 있었다면 동양에는 중국대륙에 '연단술煉丹術사가 있었다. 이들은 불로장생의 비방으로 단약丹藥이라는 것을 제조했다. 그 재료를 보면, 놀랍게도 수은水銀, 유황, 납, 단사丹砂, 비상砒霜, 초석, 운모 등 인체에 치명적인 성분을 사용하는 것도 서슴치 않았다. 실제로 1965년에는 남경南京 등지에서 수백 개의 단약이 발견된 적도 있었다.

단약 제조가 활발했던 시대의 한 귀족 일가의 무덤에서 출토된 것이었는데 성분 조사 결과 수은이 60.9%나 되는 것으로 판명됐다. 그들이 독약을 불사의 약으로 착각하여 먹었던 것인지는 알 수 없으나 섬뜩한 일이 아닐 수 없다.

나중에 연단술은 의외의 발명 원인이 되기도 했는데 바로 '화약' 의 제조였다. 삶과 죽음의 요인이 백지 한 장 차이라는 것을 극명히 보여주는 예라 할 수 있을 것이다.

수많은 시행착오를 통해 중국인들은 불로장생의 노하우를 지니게 되었다. 그리하여 오랜 세월이 흘러도 장수의 비전秘傳을 면면히 계승

하고 있으니 우리로서는 배우고 익혀서 나쁠 것이 없을 것이다.

여기서는 중국인들이 순수한 그들만의 노하우로 만들어내 장복하는 가전주家電酒 제조법을 하나 소개한다. 재료가 다양하지만 가치에 비하면 그렇게 비싼 약재들은 아니다.

〈재료〉

1. 토사자 30g, 육종용 30g, 우슬 10g, 두중 30g, 오미자 5g, 구기자 30g, 산수유 30g, 인삼 10g, 차전자 10g, 복령 30g, 맥문동 10g, 창포 10g, 지황 10g, 사상자 10g, 여정자 30g
2. 남성은 쇄양 30g, 여성은 당귀 30g
3. 특상 용안육 60g, 대추 50g
4. 감초 3g, 육계 3g

〈만드는 법〉

1〉 1, 2, 3, 4의 모든 재료를 고루 섞어 시루에 앉힌다.
2〉 청주를 끼얹고 40분간 더 찐다.
3〉 찐 약초를 큰 채반에 널어 볕에 말린다. 3의 재료는 말리지 않을 것이므로 가려낸다.
4〉 말린 재료에 다시 청주를 뿌려 찌고 이것을 다시 말린다. 이것을 세 번 이상 반복하면 엑기스가 나오고 약초의 냄새와 독이 제거된다.
5〉 준비된 병에 재료를 모두 담고, 청주 1.8리터를 붓고 밀봉해 냉

장고에 약 삼개월 가량 보관한다.

아침, 저녁으로 유리컵에 한 잔씩 따라 마시면 매우 좋다. 귀한 손님이 왔을 때 대접하면 훌륭한 접대주가 될 것이다.
중국인들은 풍부한 약재를 손쉽게 구해 이와 같은 술을 어렵지 않게 마시며 산다. 그들의 장수 비결이 정성과 실생활의 실천에 있었음을 새삼 확인하게 되는 대목이다.

▶▷ 아름다운 여인들의 비밀 '진주 가루'

전 세계 모든 여성들이 갖고 싶어하는 보석 중의 하나가 '진주'이다. 인도에서는 진주를 일컬어 '조개 속에 떨어진 인어의 눈물'이라 하고, 중국에서는 '용들이 싸우다가 입안에 있던 구슬이 떨어진 것'이라고 한다. 심해 깊이 잠들어 있는 조개 속에서만이 캐낼 수 있었던 귀한 보석, 진주.

그러나 요즘은 진주조개 양식으로 어디서나 쉽게 구할 수 있는 보석이 되었다. 진주 양식은 1백년 전, 한 일본인에 의해 시작되었다고 한다. 그에 반해 우리나라는 비교적 역사가 짧은 편이다. 하지만 그 수요는 매년 증가 추세라 하니 진주에 대한 사랑은 예나 지금이나 여전하다는 것을 알 수 있다.

역사 속 진주에 관한 이야기는 수도 없이 많다. 그 중에서도 이집트의 여왕, 클레오파트라의 일화는 많이 알려져 있다.

클레오파트라가 어느 날, 그의 연인 안토니우스를 자신의 배에 초대했다. 유난히 화려하고 사치스러웠던 그녀는 안토니우스의 마음을 사로잡기 위해 진주로 온 몸을 장식하고 나타났다. 호사스러운 파티에 걸맞는 치장으로 자신의 재력을 한껏 뽐내기 위해서였다. 그녀는 보란 듯이 시녀를 시켜 술잔에 식초를 가득 붓고 진주 귀걸이를 하나 풀어 그 속에 집어넣었다. 안토니우스가 이유를 묻기도 전에 그녀는 진주가 들어있던 식초 술잔을 단숨에 꿀꺽 마셔버렸다.

그 후, 연인들 사이에는 사랑의 표시로 진주가루를 식초나 양주에 섞어 마시는 것이 유행 되었다고 한다.

진주를 몸에 지니면 면역력이 높아지고, 몸 안의 불순물이 절로 걸

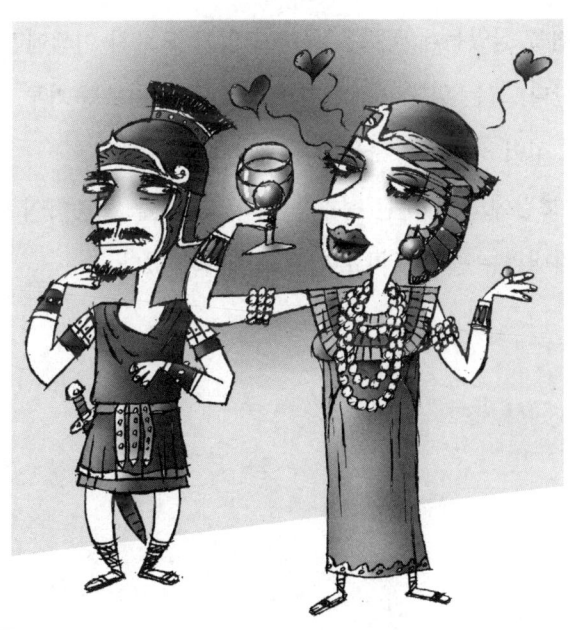

려져 없어진다는 말이 있다. 또한 백색과 붉은색의 진주는 피부열, 발진이나 여드름, 기미, 주근깨 등에 효과가 있다고 전해져 온다. 상처를 입었을 때 지혈제 대용으로 사용했다는 기록도 있다.

약으로 쓰일 때는 역시 양식 진주보다 천연 진주의 효과가 더 좋은데 이 천연 진주의 가루 1g 정도를 3일에 나누어 마시면 호르몬 분비가 촉진되고 호르몬 활동이 왕성해져 피부가 몰라보게 좋아진다. 이외에도 진주는 한방약으로도 쓰인다.

진주를 갈아서 매일 마시면 눈을 좋게 하며 백내장을 예방한다. 또한 해독작용이 강해 최근에는 암의 예방요법으로도 주목받고 있다.

중국 원나라의 마지막 황제인 순제順帝는 서른 명이 넘는 미인들을 뽑아 첩을 삼았는데 국정은 돌보지 않고 오로지 여색에만 취해 있었다고 한다. 그는 일찍이 진주의 효험을 알고 진주를 가루 내어 호랑이 기름에 섞어 정력제로 사용했다는 말이 있다.

동의보감에도 '진주는 성기능이 허약한 것을 보충하여 정액이 저절로 흘러내리는 증세를 치료한다'고 기록돼 있다.

2부 놀라운 생활 건강비법

일상에서 쉽게 실천 할 수 있는 건강법

간단한 운동으로 강인한 체력을 만든다

제 1장 일상생활에서 쉽게 실천할 수 있는 건강법

▶▷ '발돋움 방뇨 습관'을 기르자

 방뇨, 즉 오줌을 누는 행위는 생리적인 욕구에서 가장 시급히 해결해야 할 현상 중의 하나이다. 일명 배뇨排尿라고도 한다.
 방뇨 중의 육체는 사실상 무방비 체제이다. 수문을 모두 열어제친 댐과 같다. 체내의 모혈毛穴이나 모세혈관이 느슨해지고 기관들이 방어력을 잃어 다른 병이 침투하기 좋은 상태가 된다. 감기나 피부병, 혹은 류머티즘에 걸리기 쉽다.

 따라서 고대 양생법에서는 방뇨 중 절대 한눈을 팔지 말라고 가르치고 있다. 거기에는 나름대로의 뜻이 내포되어 있는데 그것은 건강을 위한 중요한 원칙이기도 하다.
 '방뇨 중에 긴장을 유지하라.'

이것은 강정의 기본원칙이다.

고대 양생법에서는 방뇨시 습관을 중요하게 여기고 있다.
몸 속의 에너지를 흘려버리지 않도록 어금니를 꼭 깨물고 발가락 끝으로 서서 발돋움 자세로 방뇨하라고 가르치고 있다. 한방에서 설명하듯 신腎이 일시적으로 강해지기 때문이다. 물론 여성의 경우도 예외는 아니다.
여성은 변기에 앉은 자세로 발가락 끝, 그 중에서도 엄지와 둘째 발가락에 힘을 주면 효과가 있다고 한다. 이 요령대로 하루 5회 내지 6회를 반복하면 빠를 경우 한달, 내지는 반년 안에 효과가 나타난다고 전해지고 있다.

▶▷ 놀랍고 신비한 '요료법'

병을 고치거나 예방하기 위해서 자신의 오줌을 마시는 것이 요료법이다. 인터넷으로 지구 반대편의 외국인과 대화도 나눌 수 있는 21세기에 이 무슨 미개한 발상이냐고 의아해 하는 이도 있을 것이다. 그러나 실상은 그렇지 않다.

미국, 일본을 비롯, 유럽의 의료선진국 개업의들까지 효율적인 환자치료를 위해 원시적인 '자연의학'을 도입하고 있는 것이 작금의 세계 의료계의 추세이다. 미심쩍으면 당장이라도 인터넷을 통해 사실여부를 확인해 볼 수 있다.

우리나라도 현재 요료법이 전국적으로 붐을 일으키고 있다.

　오줌은 신장에서 분리될 때까지 사람의 혈액 그 자체이다. 따라서 마셔도 전혀 해롭지 않다. 뿐만 아니라 그 사람의 세포를 기르고 병과 싸워온 갖가지의 성분이 오줌 속에 섞여 있다. 병인이 병을 고치는 지대한 역할을 한다는 것을 아는 사람들은 다 알고 있을 것이다. 페니실린처럼 말이다. 오줌을 마시면 정화된 오줌이 다시 세포 내로 들어가 세포를 활성화시키고 내성을 길러 자연치유를 돕는다. 때문에 질병치료에 탁월한 효력을 보이는 것이다.

　여러분은 백화점에서 판매하는 음식들에 종종 대장균이 검출되었다는 불유쾌한 보도를 간혹 접해 보았을 것이다. 그러나 오줌에는 여러분이 걱정하는 대장균이 있기는 커녕 여과된 이슬보다 더 깨끗하다. 몸 속의 정수기와 같은 '내장'이라는 기관을 통해 한번 여과되어 몸밖으로 배출되기 때문이다.

　또한 오줌은 훌륭한 호르몬제이기도 하다. 노화를 방지하고 혈행을 돕는 역할도 한다. 여러분이 잘 알고 있는 제약회사 '녹십자'에서도 오래 전부터 인간의 오줌에서 추출한 혈전 용해 성분으로 효소 단백제제를 만들고 있다. 이 약은 정맥 혈전증이나 뇌혈전 등 혈액이 응고되어 일어나는 각종 병에 큰 효과가 있다. 최근에는 암 치료제와 병용하여 암세포 장벽을 용해시키는 '제암제'로 개발되기도 했다.

　중국에서도 오줌에 대한 관심은 지대하다. 뇌출혈에 쓰이는 한방약으로 '인중백人中白'과 '추석산秋石散'이 있는데 그것들은 또한 강정제로도 매우 효력이 높다.

인중백의 성분은 인간의 오줌이다. 이미 한漢대 때부터 오줌에 관심을 가졌던 중국인들은 토혈이나 내출혈, 가래를 삭히고 목의 통증을 가라앉히는 데까지 약으로 오줌을 사용했다.

여러분도 한번 오줌을 마셔 보라. 요령은 간단하다. 방뇨를 시작할 때와 끝날 때는 받지 말고 중간 것만 받을 것. 되도록이면 자신의 오줌을 마실 것.

의외로 냄새는 별로 나지 않고, 맛은 한약과 비슷할 것이다.

마시는 양은 개인의 체질이나 질병의 상태에 따라 다소 차이가 있으나 1일 2회 약 200㎖ 정도 마시는 것이 적당하다. 그러다 반으로 나누어, 마시는 횟수를 자주 하는 것이 효과가 있다. 하지만 그 반대의 경우도 있으니 체질에 따라 양을 조절하는 것이 좋다. 질병의 예방을 위해서라면 소주잔으로 한잔 정도를 마시면 된다.

아침 공복에 맨 먼저 누는 오줌을 마시는 것이 가장 유익하다. 첫 오줌에는 이로운 성분이 다량 함유되어 있기 때문이다. 배설한 즉시 마시는 것이 가장 좋다. 만일 생오줌 그대로를 마실 수 없다면 차갑게 얼음을 넣어 마셔도 되지만 효험을 기대한다면, 주스나 그 밖의 탄산음료 등에 섞어 마셔서는 안 된다.

편자는 1999년 5월 독일 프랑크푸르트 외곽에 있는 게스펠더에서 개최된 제2회 세계요료법 학술대회에서 요료법을 40년 이상 실천했다는 중국인 일행을 만날 수 있었다. 그들이 50대 중반쯤 된줄 알았는데 나중에 70대라고 밝혀 놀란적이 있었다.

▶▷ 변비를 고치는 쉬운 방법

가장 흔한 증상이면서도 또 치료하기 쉽지 않은 병증이 변비이다.

한자대로 해석하자면 변을 숨긴다는 뜻이다. 변비의 '비秘' 자字는 '숨길 비' 자로 변을 보기가 매우 힘들다는 의미이다.

변비가 심해지면 당장 얼굴부터 달라진다. 누렇게 뜬 얼굴빛으로 시작해 여드름, 부스럼 같은 것이 돋아난다.

변비는 '병명' 이 아니라 일반적인 '증상' 의 명칭을 말하는 것이다. 별도로 자각증상이 심한 것도 아니고 난치가 되어 죽음에 이르게 하는 것도 아니다.

다만 변비가 심해지면 탈모나 새치가 생기기도 하고 자신도 모르는 사이 다른 계통의 질병을 유발하기도 한다. 그 중 대표적인 것이 '치질' 이다.

변비를 규정하는 증상으로는 첫째, 배변 시의 시간이 다른 사람들에 비해 유난히 길 때 둘째, 배변 횟수가 잦아도 계속 변의가 있고 직장 내에 남아있는 변량이 많을 때, 그리고 셋째로는 배변 시 고초가 심하고 통증이 있으며 변이 너무 딱딱할 때이다.

이런 사람을 변비에 걸렸다고 말한다.

변비를 해소하는 민간처방에는 여러 가지가 있지만 그 중 일반적이면서도 가장 많이 사용하는 것이 공복시 물 한 잔을 마시는 것이다.

아침에 일어나자마자 물 한 컵을 마시는 것이 변비에 좋다는 것은 이미 알만한 사람들은 다 알고 있는 상식이다. 그러나 눈을 뜨고 일어나 화장실을 다녀오고 난 후 물을 마셨다면 의미가 없다.

인간의 몸은 일단 움직이기 시작하면 모든 기능도 동시에 함께 작동해버리기 때문이다. 이미 폐와 장이 활동을 시작하므로 물이 장에 다다르기도 전에 흡수되어 아무런 효과도 기대할 수 없게 된다는 것이다. 그래서 눈을 뜨자마자 곧장 물을 마셔야 한다. 이 규칙을 지키면 그 효과는 기대 이상이다.

그리고 또다른 민간처방으로는 귤을 먹을 때 흰 속껍질을 벗기지 말고 먹어야 한다는 것이다.

중국에서는 이 흰 섬유질을 한방약의 원료로 쓴다. 근래에 와서는 여기에 각종 영양 성분이 다량 함유되어 있음이 새롭게 밝혀지기도 했다.

귤처럼 오렌지도 하얀 실을 벗기지 말고 그대로 먹는 것이 좋다. 다른 섬유질 식품으로는 배추의 잎맥 부분이나, 죽순, 고구마가 있다.

결명자도 변비에 좋은 한방약이다. 그 약성이 은은하여 차로 우려내 수시 복용하면 좋다.

그러나 약성이 약간 차고, 간의 열기를 식혀주는 성질이 있으므로 몸이 찬 사람이나 신체 대사기능이 저하돼 있는 사람에게는 적합치 않다.

▶▷ 소변을 보면 병이 보인다

　소변을 본 후 한번쯤 유심히 살펴 볼 필요가 있다. 소변의 색깔, 혼탁도, 냄새 등으로 몸의 상태를 짐작해 볼 수 있기 때문이다.
　건강한 사람들의 소변은 무색에서부터 진한 황갈색까지 다양하다. 그러나 소변 색이 조금 이상하다고 무조건 병에 걸린 것은 아니다.
　붉은 색을 띤 소변을 누었다고 해서 놀랄 일만은 아닌 것이다. 적색뇨의 경우 혈뇨를 의심해 볼 수 있으나 혈뇨는 신장과 방광, 요도를 거쳐 몸밖에 배설되기까지 어딘가에서 혈액이 새어나와 나타난 것으로 그 원인이 수십 가지에 이른다.
　약과 식품의 몇 몇 종류 중에는 적색뇨를 누게 하는 성분이 있다. 따로 병에 걸리지 않아도 엉뚱한 곳에 원인이 있을 수 있다는 말이다.

　소변의 색깔은 다양하다.
　가장 일반적인 황색뇨부터 적색뇨, 청록색뇨도 있다. 비트라는 야채를 섭취하면 핑크빛 소변이 나오기도 한다.
　건강한 사람의 정상적인 소변은 맑고 투명하다.
　반면, 소변에 거품이 일어나 잘 없어지지 않으면 당뇨병을 의심해 볼 수 있다. 그리고 소변에서 썩는 듯한 암모니아 냄새가 나면 대장균과 같은 세균감염이 있는지 먼저 확인해 보아야 한다.
　소변이 찔끔찔끔 나오는 사람은 신장이 약해져 있다는 증거다. 아주 드문 경우로, 백색뇨가 나왔다면 매우 심각한 적신호이며, 유난히 진한 갈색의 오줌은 내장의 어딘가에 열이 있다는 것을 암시한다.

속설에 '오줌발이 강하면 정력도 강하다'는 말이 있다. 아주 틀린 말은 아니다.

옛말에 사윗감을 고를 때는 후보들을 죽 세워 놓고 노상방뇨를 시켜 봐야 한다는 우스갯소리도 있다. 굵고 힘찬 오줌 줄기가 강한 정력을 상징한다는 말인데 나름대로 타당성이 있는 말인 듯 하다.

남성들의 발기능력은 배뇨기능과 신경 해부학적으로 밀접한 관계가 있기 때문이다. 또한 배뇨가 약하면 전립선 질환을 의심해 볼만하다. 그렇다고 너무 낙담할 필요는 없다. 추운 겨울철, 근육의 수축으로 인한 일시적인 현상일 수도 있다.

시중의 감기약 성분에도 방광과 요도의 괄약근을 수축시키는 부작용이 있기 때문에 배뇨 장애가 초래될 수 있다. 그리고 나이를 먹으면서 노화 현상으로 신경 기능이 느슨해져 오줌발이 가늘어지기도 한다. 그러나 분명한 것은 오줌발이 약하다고 정력이 약한 것만은 아니므로 너무 신경 쓸 필요는 없다.

▶▷ 구취를 없애고 잇몸을 강하게 하는 '구내 운동법'

혀를 보면 그 사람의 몸 상태를 짐작할 수 있다고 한다. 흔히 내과나 소아과를 가면 의사들이 진찰을 하기 전 입안을 들여다보곤 하는데 이것은 혀를 보고 그 사람의 건강상태를 체크하기 위해서이다.

아침에 일어난 후 거울을 보면 혀의 표면에 하얀 이물질이 씌워져 있을 때가 있다. 전날, 과음을 했거나 스트레스로 인해 피로감을 느꼈을 때 다음날 그런 증상을 볼 수 있는데 이것을 설태舌苔, 혹은 흔한 말로 백태라고 한다.

설태는 보통 신체나 구강 내의 부분적 질병으로 인해 혀의 운동성이 감소되어 혀에 음식물 찌꺼기나 구강 미생물이 축적되어 나타난다. 신물이 자주 넘어오거나 위장의 평활근이 이완된 사람들에게도 자주 낀다. 설태가 끼면 구취로 인한 불쾌감까지 유발된다. 일시적인 효과를 보기 위해 껌이나 은단, 사탕 같은 것으로 구취 방지를 해보기도 하지만 말 그대로 일시적인 효과일 뿐 지속성이 없다.

구취를 제거하면서 혀의 근육도 단련하고 아울러 잇몸까지 강하게 하는 방법이 있다. 이것은 평소에 자주 실천해야만 효과가 있다.

방법은 간단하다. 잇몸 안팎과 입 안 깊숙이 반복해서 혀를 돌리며 핥아내면 된다.

손가락 두 개가 들어갈 정도로 입을 벌린 후 혀를 위 앞니의 뒷면에서 아래 앞니의 뒷면으로, 오른쪽 밑 어금니로 왼쪽 밑 어금니의 순서로 자극을 한다. 이런 순서로 빙글빙글 돌리며 혀의 근육을 단련시킨다. 계속 하면 혀에 있는 4개의 근육이 함께 움직이므로 활발한 구내 운동이 이루어지게 된다.

아침에 출근하기 전, 또는 버스 안에서, 엘리베이터를 기다리며 생각날 때마다 수시로 실행해 보자. 입안에 침이 고일 때마다 조금씩 나누어 삼키면 더욱 좋다. 타액은 구취를 없앨 뿐 아니라 식도나 위에도 뛰어난 작용을 하기 때문이다. 몸속에 들어간 타액은 식도 벽을 거쳐 위 속으로 들어가 구취의 한 원인이 될 수 있는 위의 질환을 고치기도 한다. 그밖에 소화기 계통도 강해져 다른 질병을 예방할 수도 있다.

또한 설태를 없애기 위해서는 혀의 안쪽을 들어올리고 입천장을 싹싹 문질러 대는 방법도 있다.

불로장수를 꿈꾸었던 중국의 선인들이 이 구내운동을 날마다 쉬지 않고 하였다고 전해져 온다. 입안을 핥는 운동을 2~3회 반복한 후 다시 이를 세게 부딪치는 소리(될 수 있으면 입술을 다문 상태로 윗니와 아랫니가 탁탁 부딪치도록)가 나게 하는 운동을 덧붙이면 얼마 안가 구취의 고민에서 해방될 수 있다. 한달 정도가 지나면 입안이 놀랄 만큼 깨끗해지고 목구멍도 상쾌해진다. 구취의 원인 가운데 하나인 치조농루齒槽膿漏가 예방되고, 잇몸이 단련되어 늙어서도 치아가 빠지는 염려를 하지 않아도 될 것이다.

'여구지설如口之舌'이라는 말이 있다. 이심전심으로 굳이 말하지 않아도 상대편을 편하게 해주는 사이를 뜻하는 말이다. 혀는 눈, 입술과 함께 몸의 '3대 여구지설'로 통한다. 눈과 입술의 상태를 들여다보듯 혀를 항상 세심하게 관찰하고 관리해야만 건강한 신체를 가질 수 있다. 간단한 구내운동으로 혀를 청결하고 건강하게 할 수가 있는 것이다.

▶▷ 눈에 활력과 카리스마를 주는 '시선 훈련법'

한 결혼정보회사에서 젊은 독신남녀를 대상으로 재미있는 설문조사를 했다.

사람의 첫 인상을 결정짓는 가장 중요한 요소가 무엇인지 물었더니 50% 이상이 그 사람의 외모라고 했고, 그 다음이 예절(매너)과 성품이라고 답했다. 기타 항목에 목소리, 직업, 가치관도 있었다. 그런데 주목할 만한 것은 외모를 답한 사람의 대부분이 상대방의 눈을 보고 첫 인상의 느낌을 얻는다고 답했다는 것이다. 눈빛의 강렬함이나 눈매의 선함, 서글서글한 눈 등 대답도 각양각색이었다.

매력 있는 눈을 소유한 사람에게 호감을 갖는 것은 당연한 일이다. 얼마전 작고한 배우, 안소니 퀸의 인자하고 사려 깊어 보이는 커다란 눈망울이나 '아라비아의 로맨스'와 '닥터지바고'에서 열연한 야성미와 지성미가 공존하는 배우, 오마샤리프, '십계'의 히로인, 율브린너, 영화 '해바라기'의 잊지 못할 여우 '소피아 로렌', 찌푸린 눈으로 강한 카리스마를 내뿜는 서부영화의 대명사 '클린트 이스트우드', 세기의 반항아 '제임스 딘' 등과 같은 배우들은 모두 개성 있는 강렬한 눈빛으로 세인을 사로잡은 대표적인 명배우들이다. 이들을 생각하면 맨 먼저 떠오르는 것도 눈이다. 이처럼 눈은 그 사람의 모든 이미지를 압축시켜 타인의 기억 속에 각인 되게 하는 마력을 갖고 있다.

아무리 수려한 이목구비를 지닌 사람이라 할지라도 눈빛에 힘이 없으면 쉽게 잊혀지고 마는 것이 이 때문이다. 중국의 미인으로 손꼽히는 양귀비도 눈에 사람을 끄는 힘이 있어 보는 사람을 일순간에 매료시켜 버렸다는 기록이 있을 정도다. 이집트의 여왕이었던 클레오파트라도 마찬가지였다.

남녀를 불문하고 매력적인 눈을 소유한 사람들은 후세에도 오랫동안 회자되며 추앙을 받는다.

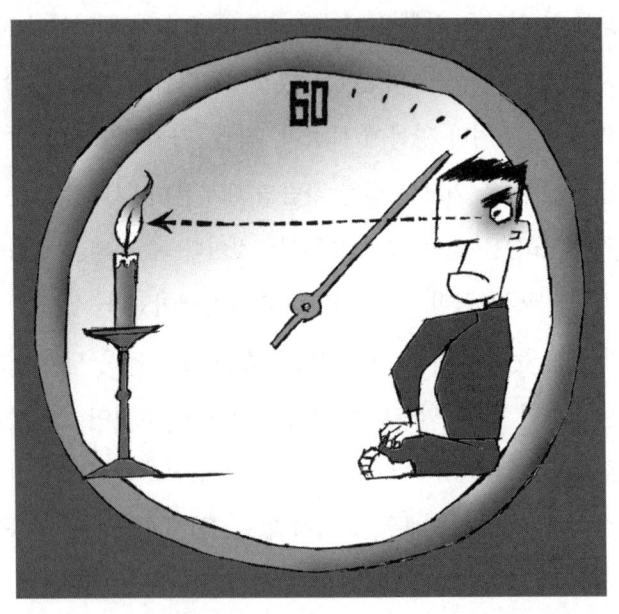

그렇다면 그런 눈은 소수의 몇 사람이 타고 나는 선천적인 것인가. 아니다. 간단한 시선 훈련을 통해서 보통 사람들도 그러한 눈을 지닐 수 있다. 누구든지 양귀비나 율브린너의 눈을 가질 수 있다는 말이다.

여기서 소개하는 시선 훈련법을 수시로 실행해 보기 바란다.
먼저 양초를 하나 준비한 후, 실내를 어둡게 만든다. 양초에 불을 붙이고 눈 높이를 같게 한 뒤, 세 걸음 정도 떨어진 곳에 앉아 정좌한다. 5초 간 양초의 불꽃을 똑바로 응시한다. 그 다음 목을 왼쪽으로 서서히 돌리며 몸과 직각이 되도록 한다.
단, 시선은 계속 불꽃을 응시한다. 그리고 다시 고개를 원위치로 돌리고 같은 요령으로 이번에는 오른 쪽으로, 다시 원위치로 양쪽을 번

갈아 가며 반복하면 된다.

  다음은 양손을 허리에 짚고 몸을 가능한 뒤로 확 재친다. 이 때도 시선은 불꽃에 머물러 있어야 한다. 그리고 다시 상체를 원위치로 세웠다가 같은 요령으로 앞으로 숙이면서 원위치로 돌아간다. 시종일관 불꽃에서 시선을 떼면 안된다.

  이 시선운동은 매일 반복해서 꾸준히 하는 것이 좋다. 하지만 여유가 없고 번거롭다면 일주일에 한 번이라도 좋으니 계속해서 실행해 보라. 그러면 얼마 후, 여러분의 눈빛은 달라져 있을 것이다. 눈에 윤기가 돌고, 감정도 풍부해지며 자유자재로 표현하는 기술도 늘어 이전 보다 훨씬 매력적인 눈이 될 것이다.

  이 훈련법은 연기자가 되려는 배우 지망생이나, 사람을 설득하는 직업, 가령 보험설계사와 영업파트에서 근무하는 직장인, 정치가와 교수직에 있는 사람들에게 적합한 자기관리 프로그램이다. 또한 누군가에게 매력적으로 보이기를 원하는 사람이라면 실행해 볼만한 가치가 있다.

  그리고 이 시선 훈련법은 정신 수양에도 매우 좋다. 집중력을 강화시키고, 스트레스를 해소해 마음의 안정을 찾을 수 있기 때문이다. 하루 일과를 마치고 집에 돌아와 잠시 휴식을 취하는 시간에, 혹은 잠자리에 들기 전에 잠깐 방안에 불을 끄고 양초를 켜보면 어떨까. 아마 그 동안 쌓인 피로가 풀리고 쉽게 잠을 청할 수 있을 것이다.

제 2장 간단한 운동으로 강인한 체력을 만든다

▶▷ 아침에 눈뜨기 괴로운 분들을 위한 '손발운동'

중국식 건강법 중 비교적 쉬운 운동이 있다. 바로 이부자리에 그대로 누워서 하는 간단한 손발 운동이다.

먼저 잠에서 깨면 누운 채로 바깥쪽을 향해 양쪽 발목을 빙빙 돌린다. 그리고 반대방향, 즉 안쪽을 향해 다시 발목을 천천히 돌린다. 각 30회 이상을 반복한다.

발목 운동이 끝나면 다음에는 일어나 손목 운동을 시작한다. 척추를 꼿꼿이 세운 자세로 반듯하게 허리를 펴고 11자가 되게 팔을 위로 들어 쭉 편다. 그런 후, 같은 요령으로 양 손목을 빙글빙글 돌린다.

안쪽부터 횟수를 세면서 여덟 번 정도 돌리고, 다시 바깥쪽으로 여덟 번을 돌린다. 익숙해지면 점점 횟수를 늘려 해보되 처음에는 무리하지 않고 두 세 번 정도만 하도록 한다.

가능하면 발목 운동과 함께 손목 운동을 병행해서 하면 좋다. 그러면 혈액순환에도 좋고, 머리가 맑아져 아침이 한결 가뿐하게 다가올 것이다. 특히 저혈압인 사람에게 권하고 싶은 운동이다. 정상보다 혈압이 낮은 사람들은 아침에 잠에서 깨어도 머리가 묵지근해 일어나기가 어렵다. 누운 채로 발목 회전 운동부터 시작해 보라. 몸 구석구석의 혈행이 원활해지고 잠들어 있던 기관들이 깨어나 기운차게 몸이 가동되는 것을 느낄 수 있을 것이다.

이 운동의 효과는 생각보다 탁월하다. 사람의 중요한 경혈들이 손과 손목, 발과 발목에 많이 집중돼 있기 때문이다. 손발 운동은 신체의 각 부분을 자극해 하루의 첫 출발을 활기차게 이끌어 줄 것이다.

▶▷ 만성병을 고치고 견비통을 없애는 '팔 흔들기 운동'

중국 건강법의 대 원칙은 예로부터 '상허하실上虛下實'의 조건을 반드시 충족시켜야 한다고 전해 온다. 문자대로 해석하면 위上는 비우고虛 아래下 는 충실實 해야 한다는 뜻인데 더 깊이 그 의미를 숙고해 보면 상반신은 유연하게 하고, 하반신은 반대로 튼튼히 하라는 것이다. 노장老莊사상에서는 상허하실을 '정치의 원칙'이라고 일컫는다. 바람직한 정치란 윗 사람들이 검소해야 하고, 아래 백성들은 더불어 살림에 충실해야 한다는 이야기이다.

정치지도자들이라면 반드시 새겨봐야 할 말이다.

요즘 사람들은 상허하실의 상태가 아닌 정반대의 상실하허의 상태가 많다. 이는 병에 걸리기 쉬운 조건으로 흔히 상체비만형을 가진 사람들에게 나타나는 현상이다.

문명의 급속한 발달로 인해, 걷는 일이 적어진 현대인들에게 건강의 적신호라 할 수 있다. 약해진 하반신과는 반대로 상반신에 기가 모여 열이 집중되기 때문이다.

수시로 머리에 열이 생기고 발이 후들거려 일어설 때 현기증을 느끼는 분이 계시다면 '상실하허'의 증상이라 할 수 있다.

중풍이나 고혈압, 심장병, 동맥경화와 같은 각종 생활습관병이 이로 인해 발생된다. 또한 보통 '오십견'이라 부르는 어깨 결림도 이에 해당된다. 어깨는 인체의 관절 중 가장 활동 영역이 넓고 운동량이 많은 곳이다.

어깨가 결리는 것은 어깨 관절을 싸고 있는 근육과 힘줄에 문제가 생겨 발생되는 경우가 대부분이다. 갈수록 통증도 심해져 나중에는 팔을 움직일 수 없는 지경에까지 이르는 사람도 있다. 이쯤이면 단순한 어깨 결림이 아닌 '견비통'이다.

그렇다면, '상실하허'의 상태를 '상허하실'로 회복시킬 방법이 없을까.

이 해법은 평소의 운동습관에 달려있다.

하지만 멀쩡한 자동차를 놔두고 무작정 걷기 운동을 시작할 수도 없는 노릇이고 바쁜 일상에 틈을 내어 안 하던 운동을 하기는 더더욱 어렵다.

이럴때는 양손을 앞뒤로 흔드는 간편한 '팔 흔들기 운동'이 효과가 좋다.

먼저 발을 어깨 폭 넓이로 벌린 다음, 엄지발가락에 힘을 주고 선다. 이때 상체는 가능한 한 힘을 빼고, 하체에 힘을 모은다. 그런 후, 역시 팔에 힘을 뺀 상태로 손바닥을 펴고 팔을 가볍게 흔들기 시작한다. 앞쪽으로 세 번, 뒤쪽으로 일곱 번의 비율이 되게 흔든다. 처음에는 백 회부터 시작해 보도록 하자.

운동을 마치고 나면 생각보다 에너지가 많이 소모됨을 느낄 것이다. 만일 이 정도에 피곤함을 느낀다면 체력이 약해졌다는 증거이다.

하루 세 번, 각 백 회씩 삼백 회를 하는 것이 좋다. 개인차가 있을 수 있으므로 너무 무리하지 말고 자신의 체력에 맞게 점차 횟수를 늘려 가는 것이 바람직하다.

'팔 흔들기 운동'은 혈액순환을 도와 피부를 윤기 있게 해주고, 식욕을 돋게 한다. 또한 각종 만성병으로부터 회복을 빠르게 하는 역할도 한다. 갱년기 장애로 부인병을 앓는 중년여성에게도 적극 권장할 만한 운동이다.

여러해 전에 편자가 우연히 알게된 한 자연건강법 전문가라는 사람이 있었는데 서울대학을 졸업하고 공직에 있다가 정년퇴임하신 분이라 뭔가가 있겠거니 해서 한번 모신 적이 있었다.

그런데 수백만원의 강의료를 주고 비방이라는 운동요법을 설명듣는데 팔흔들기 요법, 니시요법 등 모두 편자가 이미 알고 있는 초보적인 운동요법이어서 당혹스러웠던 적이 있었다.

▶▷ 허리가 자주 삐끗하는 분들에게는 '허리 꼬기 운동'

허리는 인체의 중심이다. 집으로 말하면 기둥과 같은 역할을 하는 부위이므로 역학적으로 매우 중요한 부분이라고 할 수 있다. 일단 이 부분에 문제가 생기면 큰 일이 아닐 수 없다. 남녀노소 할 것 없이 허리가 건강해야 함은 두말할 필요가 없는데 요즘 들어 요통을 앓는 연령대가 낮아지고 있다하니 심각한 문제이다.

원인은 과도한 스트레스와 운동부족인 경우가 많다. 척추가 건강하려면 어느 정도 운동으로 인한 긴장감이 필요하다. 척추 주변의 근육이 약해지면 요통이 쉽게 유발되므로 일상생활 도중, 적절한 운동으로 이를 예방해야 한다.

'허리 꼬기 운동'은 허리 통증 전반에 걸쳐 효과가 있고 요통을 예방하는 운동이다. 틈틈이 이를 실천하면 소화기 계통에도 좋고, 변비와 위장병이 있는 사람에게 치료 효과도 있다.

우선 발을 어깨폭 넓이만큼 벌리고 상체의 힘을 뺀 후, 허리를 가능한 뒤로 비튼다. 바로 뒤를 돌아보는 동작처럼 하면 된다. 그리고 원위치로 돌아온다. 같은 요령으로 다시 반대편으로 비틀고, 원위치로 복귀. 이때 발을 움직여서는 안된다.

경쾌한 음악을 틀어놓고 하면 더 수월하다.

'허리 꼬기 운동'은 심한 요통 환자에게는 부적절한 운동이다. 허리 근육을 단련하려고 운동을 하다가 오히려 허리를 다치는 수가 있으므로 각별히 주의해야 한다.

이 운동은 특히 평소 허리가 자주 삐끗해 애를 먹는 사람들에게 좋은 예방책이 될 수 있다. 처음에는 삼십 회 정도로 시작해 서서히 횟수를 늘려 가도록 하자. 하루 세 번 '팔 흔들기 운동'과 병행해서 하면 효과가 배가된다.

아름다운 몸매를 만들고 싶은 여성분들에게도 좋은 운동법이다. '바람과 함께 사라지다'의 여주인공 '비비안 리'가 18인치의 허리사이즈를 지닐 수 있었던 것도 나름대로의 피나는 '허리 꼬기 훈련(?)' 덕분이라니 그녀를 닮고 싶은 여성 분들은 시험삼아 이 운동을 해 보는 것도 나쁘지는 않을 것이다.

▶▷ 정력의 경락을 자극하는 '허리 뒤로 젖히기 운동'

지팡이를 짚고 다니는 노인이 어느 날, 등뼈가 곧게 펴져 회춘했다는 얘기를 종종 듣는다. 이것이 가능한 일일까? 이미 근육이 굳어질 대로 굳어져 퇴행해버린 사람이 운동을 통해 허리가 곧아졌다니 참으로 믿기 힘든 말이다.

우리 몸에서 등뼈는 목과 등, 허리 부분의 길게 연결돼 있는 뼈를 말한다. 그 수만도 적게는 서른 두 개에서 서른 다섯 개에 이르고 물렁뼈까지 합치면 더 많다. 곧게 펴면 그 길이도 만만치 않다. 그런데 나이 서른이 넘은 성인들 중 이 뼈들을 온전히 펴고 사는 사람은 의외로 적다. 잘못된 자세 습관으로 약간씩 굽어져 있는 경우가 보통이다. 앞으로는 당당하게 등뼈를 곧추 세우고 반듯한 자세를 유지하며 살아보도록 하자. 어쩌면 일 센티쯤 잃었던 키를 되찾을 수 있을지도 모른다.

지금 소개하는 이 운동은 앞서 알려드린 '팔 흔들기 운동'과 '허리 꼬기 운동'을 병행해 이어서 하면 좋다. 등뼈를 곧게 할 뿐 아니라 정력의 경락까지 자극해 생활에 활력을 찾게 해주는 운동이다.

먼저 양팔을 등뒤로 하고 손으로 다른 쪽 팔꿈치 부분을 엇갈려 잡는다. 그리고 상체를 천천히 뒤로 젖힌다. 직접 해보면 알겠지만 다른 운동과 달리 쉽지 않다. 운동량이 부족한 사람이라면 신음이 절로 나올 것이다.

45도 각도가 되도록 몸을 힘껏 뒤로 제껴보자. 그런 후, 그 상태로 다시 원위치에 복귀한다. 건강한 사람일 경우, 하루 열 번으로 시작해 서서히 횟수를 늘리면 된다. 계속하면 유연성도 생기고 허리 근육이 강해져 몸이 날렵해진다. 인내심을 갖고 하루 세 번 이 운동을 실천해보자. 서른 개가 넘는 등뼈가 함께 움직이므로 운동효과가 매우 커서 건강에 좋다.

▶▷ 스트레스를 물리치는 '무릎치기 운동'

TV의 한 다큐 프로그램에서 '만병의 근원, 스트레스'라는 제목의 기획물을 방영한 적이 있었는데 매우 충격적인 내용이었다.

우리가 흔히 '스트레스'라고 이야기하는 일종의 증상은 약 280여 가지의 질병을 일으키는데 그 중에서도 '뇌'와 '심장'에 매우 치명적이다. 이 스트레스가 심각해질 경우 심하게는 '심장을 멈추게 할 수 있고', '뇌의 크기 마저 줄어들게' 할 수 있다. 이것은 생명의 기본단위인 '세포'가 스트레스로부터 치명적인 손상을 입기 때문이라 한다.

스트레스의 정체에 대해 적나라하게 분석한 이 프로그램은 당시 시청률이 높았음은 물론이고 재방요청까지 쇄도했다고 한다.

대표적인 현대병, 스트레스는 문명의 산물이면서 또한 인간 스스로가 만들어낸 질병이다. 정신적으로나 육체적으로 스스로 해결해야 할 문제이기도 하다.

스트레스가 심한 사람들에게 도움되는 운동 요법 중의 하나가 일명 '무릎치기 운동'이다.

제자리걸음을 하듯 왼발, 오른발을 교대로 무릎을 높이 쳐들고 걷기 시작하다가 왼발은 왼손으로 오른발은 오른손으로 무릎 위, 허벅지 아래, 안 쪽을 소리가 나게 친다. 속도는 가능한 빠르게 하고, 아플 정도로 세게 쳐야 효과가 좋다. 이것은 손바닥과 무릎이 동시에 자극을 받아 혈행이 촉진되므로 50회 이상 반복하면 몸이 가뿐해진다.

이 무릎치기 운동을 하면 상반신에 집중된 피가 하반신으로 돌아 온몸의 혈액순환이 원활해진다.

3부 청춘을 돌려주는 호흡과 마찰

회춘을 위한 건강 호흡법

전신을 자극하는 경혈 마찰법

제 1장 회춘을 위한 건강 호흡법

▶▷ 회춘의 호흡법, '토고납신吐古納新'

한 신문에서 매우 흥미로운 기사가 보도됐다. 세계최고의 의료수준을 자랑하는 미국의 의료계가 새로운 혁명을 맞았다는 내용이었는데 과학을 신봉하는 나라에서 현대의학의 새 지평으로 자연의학, 그 중에서도 기공치료를 도입했다는 것이다.

얼마 전까지만 해도 검증되지 않은 동양의 이상한 의료형태로 치부해 관심도 갖지 않았던 그들이 어떻게 제도권 안으로 기氣치료를 끌어들일 생각을 하게 되었을까.

최첨단 의료시설이 갖춰진 미국 컬럼비아대 부속병원의 수술실에서 심장 이식수술을 위해 이미 마취상태에 빠진 환자에게 기공치료사가 보조치료로 기치료를 했는데 결과가 매우 성공적이었다는 것.

회복기간도 종전보다 단축되었다는 사실이 알려지면서 곳곳에서 연구센터가 설립되고 타 병원에서도 이를 도입하는 한편 기氣에 대한 연구가 급속도로 진전되고 있다 한다.

이같은 추세에 따라 세계의학계는 현대의학의 한계를 자연의학으로 보완하려는 움직임을 보이고 있다. 우리나라도 예외는 아니어서 '기공클리닉'이 등장하는 등 인체 내에 기의 흐름을 원활하게 해 보다 건강한 삶을 누리자는 의식이 사회 전반에 확산되고 있는 것이다.

기공 호흡법으로 젊음을 찾으려는 사람들 또한 늘고 있다. 가장 대표적인 호흡법이 바로 '토고납신吐古納新'이다.

낡은 기운, 즉 고기古氣를 토해내고吐 새로운 기운, 즉 신기新氣를 들이마신다納는 뜻이다. 이것은 중국의 전통적인 '도인호흡법導引呼吸法으로 줄여서 토납법이라고도 부른다. 이 말을 최초로 쓴 사람은

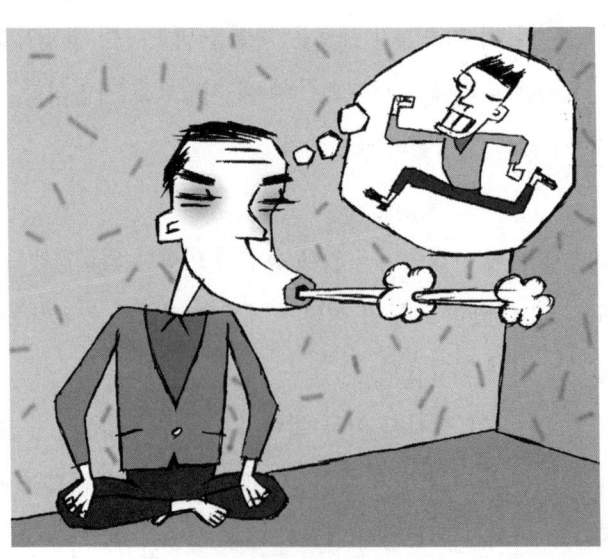

'장자莊子'인데 그는 토납법을 호흡의 기본이라고 규정했다. '장자각의편莊子刻意篇'에도 '불로장수의 비결이 토고납신을 터득하는 일'이라고 기록돼 있다. 이미 장자시대부터 이 호흡법이 실시되고 있었음을 알 수 있다.

토납법은 뱉는 호흡부터 시작한다. 숨을 뱉는 방법은 두 가지로 나뉠 수 있는데 하나는 입으로 내 뱉는 것이고 다른 하나는 코로 내쉬는 것이다. 두 가지 가운데서 선택은 자유이다. 그러나 건강이 나쁜 사람에겐 입으로 뱉는 것이 우선이다. 토납법에는 네 가지 원칙이 있다.

첫째, 허파에 있는 낡은 기운을 모두 뱉어 낸 다음 천천히 숨을 들여 마셔야 한다.

둘째, 숨을 뱉을 때는 아랫배를 최대한 움츠리고 들이 쉴 때 팽창시킨다.

셋째, 숨을 뱉을 때 혀끝을 아랫니 뒤에 대고 숨을 들이 쉴 때는 혀끝을 윗니 천장에 댄다.

넷째, 숨을 들이 쉴 때 기운이 하단전에 닿는다는 생각을 해야 한다.

말로 설명하니까 매우 까다로운 것 같지만 우리는 우리 자신도 모르게 이러한 호흡법을 실시하고 있다. 일을 마치고 오랜 긴장에서 해방되었을 때 '휴우!' 깊은 숨을 내쉬고 다시 숨을 들이쉬는 것도 '토고납신'이라 할 수 있다.

다만, 피로하거나 몹시 지쳐 있을 때라면 의도적으로 토납법을 시행해야 할 필요가 있다. 이 때는 오염된 공기나 병원균이 저항력 없는 약한 체내로 들어올 수 있기 때문에 늘 새로운 공기를 들여보내는 토납법이 매우 효과적으로 작용한다.

미국의 어느 스포츠 의학자는 이런 말을 했다. "인간이 건강하게 지내기 위해서는 스테미너식도 좋지만, 중요한 것은 될수록 많은 신선한 산소를 체내로 들여보내는 일이다."
우리의 몸은 충분한 산소가 필요하다. 신체가 건강하려면 몸 안에 신선한 공기가 충만해야 한다. 토납법은 쉽게 말해 우리 몸의 창문을 열어 환기를 시키는 행위를 말한다. 몸 안이 오염되어 있거나 공기가 부족하면 생명력은 그만큼 단축되어 버린다. 토납법을 회춘의 호흡법이라고 일컫는 이유가 여기에 있다.

▶▷ 육체에 활력을 주는 '복식호흡'

사람이 유일하게 통제할 수 있는 자율신경계가 '호흡'이다.
인간은 쉴 새 없는 호흡을 통해서만이 생명을 유지하고 살아갈 수 있다. 따로 터득하지 않아도 태어나는 순간부터 시작하는 호흡은 바로 살아 있음의 명백한 증거이다.

도가道家에서 전해 내려오는 비전, 호흡법의 첫번째 시작은 '복식호흡'이다. 복식호흡이란 말 그대로 배를 통해 숨을 쉬는 호흡법을 말한다.
그 요령은, 크게 숨을 쉬고 천천히 내쉬는데 배꼽을 중심으로 윗배와 아랫배가 같이 나왔다 들어갔다 할 정도로 깊이 심호흡을 한다. 복식호흡을 하면 폐의 하단 부위가 발달하면서 횡경막을 상하로 운동시켜 아랫배를 움직일 수 있게 된다. 이 호흡법은 복근을 충분히 수축, 이완시킴으로써 복강 내부, 특히 장이나 장간막에 모여 있는 혈액을 잘 순환시키는 효과가 있다.

수백 명이 모인 야외극장에서 목소리 하나로 좌중을 압도하며 공연하는 성악가를 예로 들어보자. 아무리 잘 발달되어 있는 성대와 음향 효과가 있다 하더라도 폐호흡만으로 그렇게 큰 소리를 내지는 못할 것이다. 성대와 아랫배를 연결시켜 공명共鳴을 이끌어 내기 때문에 가능한 일이다. 이것이 복식호흡의 대표적인 예이다.

동물들도 본능적으로 복식호흡을 하며, 장기가 성숙하지 못한 어린 아이들도 이 호흡을 한다. 그래서 오래 뛰어 놀아도 숨을 가빠하지 않는 것이 이 복식호흡은 소화기는 물론 인체 구석구석에 고루 영향을 미쳐 우리의 몸을 건강체로 만드는데 큰 역할을 하기 때문이다. 정신적인 측면에서도 신경을 안정시키는 효과가 있어 편안함을 느끼게 해 준다. 심호흡을 하면 몸이 가뿐해지고 머릿속에 새 기운이 도는 느낌도 이와 같은 원리에서다.

인간은 나이가 들면서 머리가 커지고 무거워져 폐호흡을 하게 된다. 몸의 중심도 위로 올라가 불균형한 자세를 갖게 한다. 그러나 복식호흡을 자주 하면 혈액의 흐름도 원활해지고 몸의 중심도 하단전으로 옮겨져 안정되며 동작 또한 민첩해진다. 수시로 생각이 날 때마다 2~3분쯤 실행에 옮겨보자.

2주일 정도가 지나면 전보다 훨씬 가벼워진 몸과 상쾌한 기분, 새로운 활력이 생기는 것을 깨닫게 될 것이다.

▶▷ 강정, 회춘에 좋은 '흡축호장吸縮呼脹'

중국 회춘술에서 강정의 호흡법으로 알려진 '흡축호장吸縮呼脹'.
이 호흡법은 중국의 선인들이 불로장수의 비법으로 실천했던 것이다. 방법은 앞서 이야기했던 '복식호흡'의 반대 순으로 시행하면 된다. 말하자면 역호흡이다.

먼저 비교적 딱딱한 의자에 편안히 앉아 2~3초간 눈을 감은 채로 마음을 안정시킨다. 그런 후, 토고납신의 방법으로 몸속의 더럽혀진 공기를 내뱉고 배의 근육을 느긋하게 한다. 온몸의 힘을 빼고 숨을 들이마신다. 유의할 점은 다른 호흡법과 반대로 배에 힘을 주면서 끌어들여야 한다는 것이다.

가능한 할 수 있는 데까지 가슴 가득 들이마신다. 그리고 어깨에 힘을 빼고 배를 불리면서 천천히 숨을 토해낸다. 2~3회 반복하면 어렵지 않다. 참고로 숨을 들이쉴 때 혀의 위치를 조심해야 한다. 혀끝을 윗니의 뒤쪽에 붙이고 코로 숨을 들이마셔야 한다. 내뱉을 때는 힘을 빼고 혀를 아래턱에 붙여 입으로 숨을 토한다.

요령대로 하루 세 번, 일주일간만 계속해 보자. 곧 몸이 개운해짐을 느끼게 될 것이다. 흡축호장은 복식호흡에서 한단계 나아간 중급의 호흡법이라 할 수 있다.

▶▷ 조루와 임포텐츠를 고치는 '항문호흡 운동'

 옛날, 중국 사천성에 한 남자가 있었다. 그는 벼슬이 높아 아무도 침범할 수 없는 권력을 지녔고, 대대로 저명한 학자 집안의 장손에다 그 또한 유명한 학자였으니 빛나는 명예가 있었다. 또한 갑부 집의 천하절색 아내를 얻어 궁궐 같은 집에서 호의호식하며 지냈다. 그러니 모두가 부러워하는 조건을 두루 갖춘 셈이다. 그런데 남자의 얼굴은 언제나 어둡고 우울해 보였다.

 어느 날, 그는 한 장의 유서와 같은 편지를 아내에게 남기고 집을 떠났다. 그 편지의 내용에는 다음과 같은 글귀가 적혀 있었다.
 '헛되고 헛되도다. 나는 이미 살아갈 힘을 잃었으니 그대를 떠나노라.'
 편지를 읽은 아내의 얼굴은 사색이 되었다. 이 소문은 곧 삽시간에 퍼져 그 지역의 모든 사람들이 다 알게 되었다. 삼삼오오 사람들이 모여 수군거렸다.
 '도대체 그들에게 무슨 일이 있었던 것일까?'
 온갖 추측과 유언비어가 난무했다. 그 중 가장 그럴듯하게 들리는 것은 양귀비처럼 아름다운 아내에게 다른 남자가 생겨서 그가 비관한 나머지 모든 것을 버리고 홀연히 떠났을 것이라는 소문이었다.
 시간이 지나며 무성한 소문은 기정사실화 되어 갔다. 학자의 아내는 슬픔에 잠겨 있을 새도 없이 결국 모든 사람들의 손가락질과 멸시를 받는 고립무원의 처지가 되고 말았다. 그런데 어느 날, 학자의 궁궐 같은 집 대문 앞에 희한한 그림 하나가 붙었다.

　남성의 성기를 닮은 버섯 모양의 그림이었는데 이상하게도 뭉툭한 끝부분이 힘없이 꺾여져 있었던 것이다. 그것은 오랫동안 말못할 사연을 갖고 있었던 학자의 아내가 궁여지책으로 짜낸 묘안이었다. 그제서야 사람들은 깨달았다. 서로 말을 하지 않아도 이심전심으로 사건의 전말을 이해하게 되었다.

　이 일이 있은 후, 그 지역의 남자들이 갑자기 달라졌다. 특히 가진 것 없는 가난한 사람들일수록 얼굴에 생기가 넘치고 활력이 샘솟았다. 여기 저기에 웃음꽃이 피고 서로 싸우던 이웃과도 화해를 하는 진풍경이 벌어졌다. 때문에 그곳은 예전보다도 훨씬 평화롭고 살기 좋

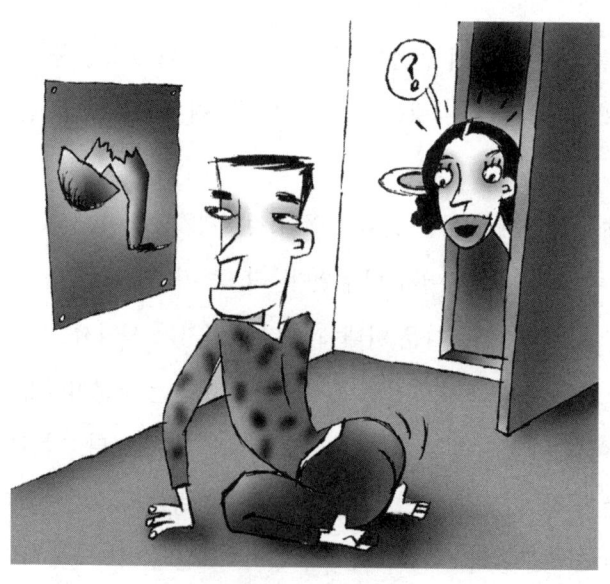

은 고을이 되었다.

 모든 것을 다 갖고도 마지막 한 가지를 갖지 못했던 남자, 그로 인해 불행해진 여자와 그들의 삶을 통해 자신이 갖고 있는 것이 얼마나 소중한 지를 깨닫게 된 사람들의 이야기였다.

 돈과 명예, 재물보다도 소중한 남성의 자존심인 성기능은 그 이상의 의미를 갖고 있다.

 항상 생활에 쫓기는 현대인들은 스트레스에 의한 조루, 임포텐츠로 고민하는 사람들이 많다. 이에 대한 치료법도 각양각색인데 약물요법에서부터 성기에 대한 외과적 수술, 정신과 치료까지 다양한 방법들이 개발되어 있다. 그 중에서도 가장 주목할 만한 것이 '항문 호흡 운동'이다.

 이 운동법은 따로 돈이 들 염려가 없고 시간이 부족한 현대인에게 어떤 부담도 제공하지 않는 장점이 있다. 방법도 아주 간단하다.

 먼저 편안한 마음으로 의자에 앉아 온 정신을 항문에 집중한다. 그리고 천천히 힘을 주어 항문을 조인다. 오줌을 누다 멈추는 요령과 같다. 다시 힘을 빼고 항문을 풀어준다. 이렇게 조였다가 푸는 동작을 3분 정도 되풀이하면 된다.

 항문 호흡 운동을 꾸준히 하면 괄약근이 강해져 음경의 발기를 자유자재로 조절할 수 있는 상태가 된다고 한다. 그렇게 되면 임포텐츠나 조루 같은 성기능 장애가 치유될 수 있다는 것. 음경의 힘도 강해져 섹스의 시간도 오래 갈 수 있다고 한다.

 또한 이 운동법은 정력을 증강하는 것 이외에도 치질을 예방하고 치료하는 효과가 높다.

앉아서 일을 하는 사람들의 약 70% 이상이 치질로 고민을 한다고 한다. 특히 우리 사회의 고학력 전문가 집단에서 더욱 많이 찾아볼 수 있다. 이런 현상은 장시간 같은 자세로 고정되어 있는 신체의 무게 중심이 온통 항문으로 쏠려 혈액순환이 되지 않기 때문에 발생되는 증세이다. 항문의 괄약근 운동은 항문 주변의 맺힌 피를 풀어 혈액순환을 원활하게 해준다. 치질의 자각증상이 있는 사람들이라면 한 번 해볼만한 운동이다.

▶▷ '회춘식 호흡법'

옛날, 도가에 입문해 수행한 사제들은 호흡법을 익혀 무병장수無病長壽 할 수 있었다고 한다. 토고납신과 흡축호장, 항문 호흡법의 세 가지를 함께 병용하는 호흡법이었다. 이것을 일명 '회춘식 호흡법' 이라 부른다.

세 가지의 호흡법은 한마디로 젊음과 정력으로 압축할 수 있다. 그러나 이 호흡법은 절대 무리해선 안된다. 숨을 들이마실 때 항문까지 들여보내는 듯한 느낌으로 배를 조이면서 깊이 숨을 쉰다. 그리고 천천히 늦추어 준다.

신선한 공기가 항문까지 이르는 기분으로 실시해야 한다.

회춘식 호흡법을 계속하면 6개월쯤이 지난 후 신체에 변화가 생기기 시작한다고 한다. 첫째, 변비를 앓고 있었던 사람들은 증상이 깨끗이 없어진다.

둘째, 머리가 상쾌해지고 몸이 가벼워져 부지런히 활동할 수 있게 된다.

셋째, 스트레스에 시달리며 피로에 찌든 얼굴에 윤기가 흐르며 얼굴빛이 건강해진다. 마지막으로 전과 다른 스테미너로 생활에 활력이 솟는다는 것.

불면증이 있는 사람들은 불면증으로부터도 해방될 수 있다고 한다. 몸안의 기氣가 비로소 임맥과 독맥을 연결해 활발한 기의 순환을 감지할 수 있게 되므로 자신도 모르게 몸이 달라지게 된것을 느끼게 될 것이다.

▶▷ '독맥督脈' 과 '임맥任脈' 을 자극하라

인간의 몸에 있어서 매우 중요한 경혈이 집중되어 있는 두 개의 경락經絡인 독맥과 임맥에 대해 알아보자.

사람의 몸에는 천 개 이상의 경혈이 존재하는데 그 중 가장 중요한 것이 독맥과 임맥이다.

독맥은 '뒤에서 감독한다' 는 뜻으로 하단전 밑바닥에서부터 등뒤의 척추를 따라 머리 꼭대기까지 뻗쳐있는 경락이다. 이 독맥상에 나란히 내장과 관련된 중요한 경혈이 줄지어 있다. 그 반대편 앞으로는 임맥이 있다. 임맥은 머리 꼭대기에서 앞가슴을 거쳐 하단전 밑바닥에서 다시 독맥과 이어진다. 독맥과 임맥은 몸의 에너지 순환계를 조절하는 중요한 경맥이다.

　보통 독맥은 양경陽經을 주관하고 임맥은 몸의 음경陰經을 주관한다고 말한다. 이 두 줄기의 경락이 항문을 자극함으로써 기가 순환하고, 회춘식 호흡법의 에너지가 생기는 것이다.

　거기에 독맥과 임맥에는 동양의학에서 말하는 삼초 즉, 가슴속의 내장과 배안의 내장, 골반의 내장 기능에 영향을 주어 거기서 유발되는 모든 병을 예방하고 고치는 비결이 숨어 있다. 이것은 회춘식 호흡법의 회로가 되어 기가 체내를 자연스럽게 통과할 수 있도록 길을 열어준다.

　건강한 어린아이들에게 생기가 넘치는 이유는 독맥과 임맥이 언제나 활짝 열려 있기 때문이다. 하단전의 정기가 거칠 것 없이 온 몸을 순환하므로 몸이 더없이 유연한 것이다. 그러나 사춘기가 되고 나이가 들며 독맥과 임맥은 서서히 닫히기 시작한다. 어른이 되어서는 뇌하수체가 발달하고 성호르몬의 분비가 활발해지는 반면 몸속의 정기가 쇠약해진다.

　회춘식 호흡법은 닫혀 있던 독맥과 임맥을 뚫어 몸의 정기를 다시 돌게 하는 비밀이 숨어 있다.

▶▷ 측천무후도 부럽지 않을 비법

　중국 역사상, 단 한 명의 여황제로 군림했던 측천무후는 83세로 생을 마감할 때까지 수많은 애인들을 거느리고 살았다 한다. 당고종의 부인으로 무후는 황제를 제압하고 주나라를 건설하기도 하였다.

　한고조의 부인인 여후와 청 동치제의 어머니인 서태후도 권력을 장악하기는 하였지만 무후에는 미치지 못한다. 무후는 궁녀 출신으로 황제가 된 전무후무한 여걸이다. 또한 그 아름다움으로도 유명한데 당현종의 애첩이었던 양귀비와 함께 당대 역사에 미모로 족적을 남긴 여인이기도 하다.

　무후와 한번 동침을 한 남자는 꼼짝을 못하고 충성을 맹세했다는 비화秘話도 있다. 아마도 무후는 다른 평범한 여인들이 갖지 못한 명기의 비법을 지녔을지도 모른다.

　1950년대 미국의 아놀드 케겔 박사가 개발한 '케겔 운동법'은 이미 몇 백년 전 중국의 황실에서 여인들 사이에 비밀리에 행해져 온 명기 훈련법이다. 현대에 와서 그 효과가 입증되어 치료법의 하나로 도입이 되었지만 실상은 아주 먼 옛날부터 중국 궁정의들의 비전으로 기록돼 있는 방법이다. 소변을 참을 때처럼 질을 1초 동안 수축했다가 풀어주기를 계속 반복해서 질 운동을 하면 된다.

　흡사 항문 호흡 운동과 비슷한데 이것은 온 정신을 질에 몰두하여 마치 질이 물을 빨아올리고 내뱉듯 신속하고 집중적으로 하여야 한다. 그러면 골반 근육과 질의 수축력이 강해져 성적 만족도가 좋아진다. 여성의 경우는 출산 후 성감을 회복하기 위해 이 운동법을 시행하기도 한다.

　여성의 질 근육은 성인이 된 후 점점 약해지기 시작해 출산을 하고 나면 급속히 늘어진 고무줄처럼 탄력을 잃어버린다.

그런 이유로 중년기의 여성들이 질 축소 수술(일명 이쁜이 수술)에 눈을 돌리게 된다. 그러나 질의 수축력이 현저히 떨어진 경우를 제외하고 웬만해서는 수술을 할 필요 없이 질 운동만으로도 해결할 수 있다.

중국의 '후한서'에는 '조비연趙飛燕'의 이야기가 있다. 중국 4대 미인의 한사람으로 그 아름다움이 천하를 감동시킬만 했다는 비연은 황제의 애인으로 궁중에 들어왔다가 황후까지 된 여인이다.

황제는 비연과의 첫날밤을 보내고 그녀를 숫처녀로 굳게 믿게 되었다 한다. 그도 그럴 것이 비연에게는 처녀의 징표가 뚜렷해서 황제가 비연과 관계를 갖는 것이 무척 힘이 들었다. 그러나 이미 그때 비연은 처녀가 아니었다. 이를 잘 알고 있는 그녀의 몸종이 비연에게 물으니, 대답하길 '나는 사흘 밤낮을 쉬지 않고 질 운동을 했다' 하였다.

비연은 자신만의 비법으로 황제를 속였던 것이다. 이후 황제는 더욱 몸이 달아 비연의 처소를 찾게 되었다. 다른 여인들이 황제에게 가까이 갈 엄두를 내지 못할 정도였다.

이밖에도 중국인들은 여성의 성기를 발달시키기 위한 연구를 많이 했는데 질 운동이 여성 자신에 의해 개발된 훈련법이라면 '전족'은 남성들의 소유욕이 빚어낸 가혹한 시술이었다.

여러분들도 '전족'에 대해 들어 본 바가 있을 것이다. '전족'이란 여아가 태어나서 3~4세 정도가 되면 발에 꼭 맞는 비단 신을 신겨서 발의 성장을 멈추게 하는 것이다.

결국 중국의 옛 여인들은 기형적으로 작은 발을 갖고 평생을 살아야 했는데 이것은 발을 불균형하게 만들어 도망을 방지하기 위한 목적으로 생겨난 악습이었다.

중국 미인의 조건에는 '연소보말'이라 하여 발이 작아야 미인 대접을 받을 수 있었다. 믿기 어려운 얘기로 비연의 발은 '손바닥 위에서 춤을 추었다'는 말이 있을 정도로 작았고 양귀비 또한 발의 길이가 10센티 정도밖에 되지 않았다고 한다.

그러나 '전족'의 궁극적인 목적은 다른 데 있었다. 신체에 비해 발이 작을 경우 여성들은 대퇴 근육이 발달해 질의 수축력이 강해진다.

당시의 여성들이 남성들의 성적 만족을 위한 희생양이 되었던 것이다. 그러나 이것은 중국에 전해 내려오는 비화 일 뿐 의학적으로 어떤 근거가 있는 것은 아니다. 몸에 비해 작은 신발을 신는다고 성적으로 강해질 수 있다는 믿음은 잘못된 생각이다. 만족할 만한 성감을 갖기 위해서는 건강한 신체를 소유했을 때 비로소 가능한 일이다. 또한 그만한 노력이 뒷받침되어야 결실을 기대할 수 있다.

꾸준한 '질 운동'이야말로 여성들에게 기쁨과 성취감을 느끼게 해주는 비결임을 기억해 두는 것도 좋을 것이다.

제 2장 전신을 자극하는 경혈 마찰법

▶▷ '경혈마찰법'으로 새롭게 태어나는 육체

쉽게 말해 경혈經穴은 몸의 곳곳에 숨어있는 급소 자리를 뜻한다. 침구 의학에서는 우리 몸의 에너지가 흐르는 길을 경락經絡이라 하고, 경락의 곳곳에 위치한 중요한 지점을 경혈이라고 부른다.

3000년의 유구한 역사를 자랑하는 중국의 침술에서 처음 밝혀진 경혈의 존재는 아직까지도 현대의학이 풀지 못한 미스테리이다. 그러나 경락과 경혈의 실체는 현대 의과학자들에 의해 해부생리학적으로 입증되지는 않았으나 이미 수많은 임상 예를 통해 확인된 바 있다.

경혈은 우리 몸의 비밀스러운 버튼 장치이다. 그곳을 자극하면 몸 곳곳에 정교하게 연결된 내장들과 연락이 가능하다. 가령, 몸의 내부에 이상이 왔을 때 경혈이 있는 피부 표면에 생기는 변화가 이것을 증명한다고 볼 수 있다.

피부에 전에 없던 기미나 사마귀, 습진이 생겼다면 그곳의 경혈과 연결된 몸의 어딘가에 문제가 생겼다고 봐야 한다. 이럴 경우, 내장의 활동을 돕는 경혈을 자극하면 근본적인 문제가 해결된다. 그런데 문제는 그 수많은 경혈의 위치를 어떻게 알 수 있느냐는 것이다. 자칫해서 엉뚱한 경혈을 자극하기라도 하면 상황이 더 나빠질 수도 있기 때문이다.

편자는 이러한 문제에 조금이나마 답이 될 수 있는 '경혈 마찰법'을 소개한다.

경혈 마찰법은 일찍이 노자의 철학을 삶의 지표로 삼았던 도가의 수행자들에 의해 시행되었다. 따라서 그들의 오랜 경험에 의해 입증된 것으로 침구법과도 동일한 효과가 있다.

이는 손으로 경혈을 마찰하는 것만으로도 침을 맞는 것과 똑같은

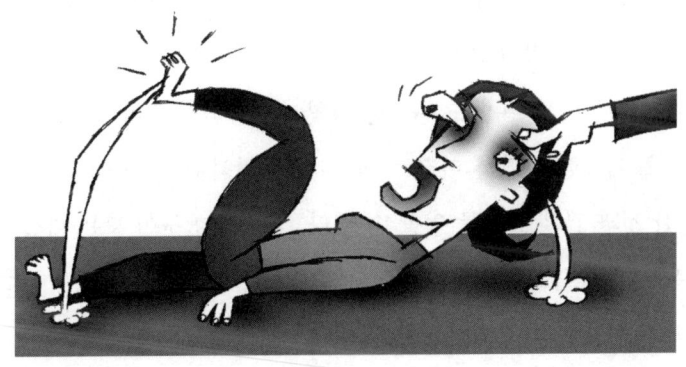

효과가 나타난다는 말이다. 또한 경혈의 둘레를 폭 넓게 자극하여 경혈과 그 주위를 마찰하는 것이므로 비전문가라도 쉽게 할 수 있는 장점이 있다.

요령은 간단하다. 경혈 둘레에 손바닥만 가져 대고 일정한 속도와 힘으로 움직이면 되는 것이다.

▶▷ 내장을 강하게 하는 '손바닥 마찰'

'경혈 마찰법'의 기본은 '손바닥 마찰'이다. 어떤 마찰을 할 경우에도 맨 먼저 거쳐야 하는 마찰이다. 이것은 양쪽 손바닥끼리 비벼대는 방법으로 마찰하면 된다.

손바닥의 경혈은 주로 내장과 관련돼 있어 매우 중요한 마찰이라 할 수 있다.

30회 정도 하면 손바닥이 뜨거워지면서 체전기가 발생한다. 그리고 손바닥을 뒤집어 양쪽 손등을 마찰한다.

손등 마찰은 머리부터 목, 어깨, 등, 팔의 경혈에 자극을 주어 어깨 결림이나 눈이 피로할 때 좋다. 마지막으로 손목 마찰을 한다. 한 손으로 손목을 붙잡고 가볍게 돌리듯 하면 되는데 손의 위치를 번갈아 가며 시행한다. 손목에도 중요한 경혈이 집중되어 있다.

손을 이용한 간단한 마찰로 몸 전체의 혈액순환을 돕고, 전신운동을 한 것과 같은 효과를 얻을 수 있다. 앞서 말했듯이 모든 마찰의 시작은 손바닥으로부터 진행되어야 한다. 손바닥 마찰을 하지 않으면 효과가 반감된다는 것을 잊지 말자.

▶▷ 노화를 방지하고 얼굴에 활기를 주는 '안면마찰'

'안면마찰법'은 자기 관리 측면에서 매우 효과적인 방법이다.

물론 타고난 이목구비를 바꿀 수는 없겠지만 사람의 인상을 결정짓는 표정과 혈색, 피부 건강은 스스로 개선할 수 있다. 이 운동을 자주 하면, 얼굴빛이 확 달라진다. 표정도 풍부해지고 피부도 몰라보게 탄력적으로 바뀔 것이다.

먼저 손바닥 마찰부터 실시한 후, 뜨거워진 손바닥으로 얼굴 전체를 감싸듯 손가락을 벌여 덮는다. 그런 후, 이마에서 광대뼈, 턱, 목까지 위에서 아래로 힘을 준 채 쓰다듬어 내려온다. 왼손, 오른손을 교대로 마찰한다. 이때, 콧등도 빼놓지 말고 닿도록 한다. 코 위에도 많은 경혈이 분포돼 있기 때문이다.

마찰을 하고 나면 얼굴에 열이 난다. 이것은 혈행이 좋아져 노폐물이 제거되고 모세혈관 구석구석까지 신선한 피가 돌았다는 증거이다.

안면마찰법을 꾸준히 실행한 사람들은 그렇지 않은 사람에 비해 훨씬 젊어 보이는 기쁨을 누릴 수 있다. 나이가 들수록 눈에 띄게 차이가 난다. 그 빈도에 따라 열심히 노력한 사람들은 십년 이상 세월을 거슬러 올라갈 수 있다.

기미와 주근깨 같은 피부 손상부터 주름이 지는 것까지 어느정도 방지가 되기 때문에 비싼 화장품을 쓸 필요가 없다.

얼굴 뿐 아니라 목에도 여러 내분비와 연계된 경혈이 집중돼 있어 목을 마찰하면 호르몬의 분비를 촉진시켜 언제나 젊은 피부를 간직할 수 있게 된다.

▶▷ 감기를 예방하는 '인중人中 마찰'

옛 어른들은 관상을 볼 때 특히 인중을 유심히 살피곤 한다. 인중이란, 코끝 바로 아래부터 입 위까지의 패인 자리를 말한다. 이곳은 관상학에서 수명의 장단과 자식 운을 점치는 부위이기도 하다. 또한, 인중은 전신의 경혈 중에서도 매우 중요하고 위험한 경혈에 속한다.

위급한 상황시 잘못된 지식으로 이곳을 강하게 자극 할 경우 생명을 잃을 수도 있는 급소이다. 반면, 현기증이나 빈혈로 정신을 잃고 쓰러졌을 때 인중을 바늘로 찌르면 빠르게 의식이 회복된다. 예민한 만큼 효과도 높다는 얘기다.

'인중 마찰'은 안전한 경혈 자극법으로 여러 질병에 좋은 효과를 얻을 수 있다. 그 중에서도 감기 예방에 최적이다. 방법도 간단하다. 검지손가락을 눕혀 좌우로 가볍게 부벼주기만 하면 된다. 그러면 인중의 좌우에 한 개씩 있는 '화료'라고 하는 경혈이 동시에 자극돼 코막힘이나 비염에 효과가 있다. 환절기가 오기 전부터 수시로 하면 예방주사를 맞지 않아도 감기가 예방된다.

▶▷ 집중력과 기억력을 높이는 '코 마찰'

얼굴의 경혈 중 가장 많은 수의 경혈이 모여있는 곳이 코와 코 주위이다. '인중마찰'과 마찬가지로 '코 마찰'을 하면 감기를 예방하고 비강鼻腔의 혈행을 순조롭게 해 이미 감기가 든 사람이라도 재채기와 기침, 콧물을 해소할 수 있다. 코 주위의 경혈로는 영향, 사백, 인당 등의 혈이 가장 많이 사용된다. 이중에서 '영향혈'은 코막힘, 알레르기성 비염, 축농증 등의 치료에 쓰인다.

코가 막혀 있고 축농증이 심하면 항상 머리가 맑지 않고 무슨 일을 해도 집중이 잘 되지 않는다. 거기에 기억력까지 감퇴되어 학습능률이 크게 저하된다. 이쯤 되면 매사에 짜증이 심해지고 아무렇지 않은 일에도 절제력을 잃기쉽다.

자신뿐만 아니라 주변 사람들에게까지 영향이 미치는 것이다. 이럴 때는 이비인후과에 가서 치료를 받는 것도 중요하지만 그러기에 앞서 먼저 코 주위를 마찰해 보자.

코의 양쪽 옆에 검지손가락을 대고 그대로 코에 붙여 아래 위로 마찰시킨다. 자각증상이 없는 사람은 30회 정도를 하고, 증상이 심한 사람은 그 2배로 한다. 그러면 영향혈이 자극되어 효과가 금방 나타난다.

또, 영향혈은 안면신경 마비에도 매우 잘 듣는 경혈이다. 입사면접이나 오디션 같은 것을 보기 전 긴장으로 얼굴 근육이 굳어 있을 때 영향혈을 마찰하면 바로 근육이 풀린다. 그 밖에 코를 마찰하면 활비 活鼻라 하여 코를 시원하게 하고 콧날도 바르게 세워준다.

최근 중국에서는 코의 경혈에 관한 연구가 활발히 진행되고 있다. 시간이 지날수록 새로운 경혈이 속속 밝혀지고 있는 추세이다. 강소성의 한 병원에서는 코의 경혈에 침 마취를 시켜 수술한 결과 95.5%의 높은 성공률을 거두었다고 한다.

비강鼻腔은 점막에 둘려 쌓여 있어 피부 보호가 되지 않기 때문에 인체의 3대 약점의 하나로 꼽힌다. '코 마찰'은 우리 인체의 약점을 보완해줄 수 있는 좋은 예방 치료책이다.

▶▷ 근시 노안을 막고 눈의 피로를 풀어주는 경혈 마찰법

눈은 흔히 '마음의 창'이라 한다. 눈을 보면 그 사람의 마음을 읽을 수 있다는 말인데 혹자는 종종 이 말이 억울하게 느껴질 때가 있을 것이다.

과로와 스트레스로 늘 충혈돼 있는 눈을 갖고 있다거나 근시와 난시로 시야 확보를 위해 어쩔 수 없이 눈을 찌푸리게 될 때 마음과는 상관없는 눈을 갖게 되니 그 말이 억울할 수도 있는 것이다.

어찌 보면, 눈이 마음의 창이라는 말보다 인체의 창이라는 말이 더 적합할 지도 모른다.

의학적으로 눈은 그 사람의 정신과 육체의 건강상태를 암시해주는 창문 역할을 하기 때문이다. 몸이 좋지 않으면 눈에서부터 이상이 발생한다. 단적인 예로 간이 심각하게 나빠질 때 눈자위가 노랗게 변하는 것을 들 수 있다.

눈은 오관 중의 하나로 생리 병리학적 측면에서도 인체의 내부 장기와 밀접한 관련을 맺고 있다.

한의학에서는 눈을 오륜五輪과 팔곽八廓으로 구분하며 안과질환이 발생되는 원인을 내부장기의 활동이 부족하거나 너무 지나친 경우로 보고 있다. 그런 이유로 눈을 항상 맑게 유지하는 것이 건강의 기본이라 할 수 있다.

눈의 경혈을 자극하는 마찰에는 여러 가지가 있다.

우선 목두目頭마찰부터 실시해 보자. 이 마찰은 근시 노안의 진행까지도 막을 수 있는 효과 높은 마찰법이다.

손바닥을 거꾸로 해 좌우의 엄지손가락을 눈머리 위 움푹한 곳에 대고 가볍게 문지른다. 이때 엄지 외의 손가락은 안쪽으로 구부려 이마를 떠받치듯 한다. 8박자로 8회 정도 반복한다. 그런 후, 손바닥을 옆으로 해 중지를 눈꺼풀 위(눈썹 밑의 뼈 아래)에, 약지를 속눈썹의 아랫부분에 닿게 하고 손가락을 눈꼬리 쪽으로 서서히 미끄러지듯 36회 마찰한다.

그리고 손바닥으로 양쪽 눈을 가리고 눈을 감은 채 빙글빙글 안구째 돌린다.(36회) 끝나면 손을 떼고 눈을 뜬다. 앞이 잠시 흐려 보이다가 곧 선명해질 것이다.

마찰을 마친 후, 되도록 먼 산을 응시하거나 푸른빛을 띠는 청록색의 물체를 보면 좋다. 눈이 휴식을 취할 수 있기 때문이다.

이번에는 눈 주위 마찰을 해보자. 양손의 엄지를 좌우 눈 옆에 대고 엄지 외 네 손가락으로 주먹을 쥐고 검지손가락의 두 번 째 관절로 먼저 눈 위쪽, 아래쪽을 각각 안쪽에서 바깥쪽으로 8회 마찰한다. 이 방법은 혈액의 순환이 활발해지고 눈이 맑아지는 효과가 있다.

눈의 주위에는 총 15개의 혈이 있다고 한다. 그 중에서도 '정명'이라는 경혈이 가장 중요한 경혈이다. 정명은 우리가 눈이 피곤할 때 자연스럽게 누르게 되는 좌우 양쪽 눈의 앞부분에 있는 경혈이다. 예로부터 근시, 원시, 난시의 방지와 결막염, 백내장을 치료하는데 사용되었다.

이밖에도 눈의 피로에 효과가 있는 몇 개의 기본 경혈로는 좌우 양쪽의 눈썹 안쪽에 있는 찬죽이 있다.

손가락 끝으로 만졌을 때 가는 근육이 느껴지는 곳이다. 또 사백은 눈동자 중앙의 아래쪽에 단단한 뼈가 있는 부분으로 누르면 눈의 안쪽에 울리는 듯한 느낌이 드는 곳이다. 정명혈과 찬죽혈, 사백혈을 함께 마찰하면 금방 눈의 피로가 풀리는 효과가 있다.

그리고 참고로, 눈의 초점이 잘 맞지 않을 때는 주먹을 쥐고 가운뎃손가락의 튀어나온 뼈에서 손가락 하나 정도 아래로 떨어진 곳의 경혈을 엄지손가락으로 세게 누르면 된다.

따뜻한 봄날, 춘곤증으로 온몸이 나른해져 있을 때도 눈 옆의 태양혈을 마찰하면 졸음이 가신다.

▶▷ 대머리를 방지하는 '후두부 마찰'

세계에서 가장 많은 머리색이 흑발이라고 한다. 그 다음이 금발, 붉은 계통 순이다. 우리나라 사람들이 속해 있는 몽고계 인종은 머리카락이 유난히 검기로 유명하다. 그런데 언제부터인지 우리나라의 남자들 중 흑발을 온전히 유지하고 사는 사람들이 적어지기 시작했다. 공해와 오염된 환경 탓이기도 하지만 스트레스로 인해 머리칼이 빠지는 경우가 늘고 있는 것이다.

평균 흑발의 머리카락 수는 10만8천개 정도이다. 그러나 불혹의 나이가 지나면서 10만개 이상의 머리칼을 지닌 남자를 찾아보기란 쉽지 않다. 그만큼 대머리가 늘어난 까닭이다.

어찌됐든 대머리가 되는 일은 유쾌한 일이 결코 아니다. 아직 가능성이 있는 분들이라면 두피를 강하게 만들고 대머리를 방지하는 마찰 요법을 실행해보기 바란다.

우선 한쪽 손바닥을 벌리고 이마의 머리칼이 나기 시작한 부위에 갖다 댄다. 약간 힘을 주며 머리칼을 쓰다듬는 것처럼 후두부와 목근까지 단숨에 마찰한다. 그리고 손을 바꾸어 같은 요령으로 30회 반복한다. 이 '후두부 마찰'은 브러싱으로 머리의 혈을 자극하는 것보다 몇 배의 효과가 있다.

머리에는 많은 경락이 줄지어 있다. 그 중에서도 특히 중요한 경혈로 백회百會, 상성上星, 풍지風池혈이 있다. 이중에서도 백회혈은 인체의 모든 기가 교차하는 곳으로 질병 예방에 매우 중요한 경혈이다.

정수리 한가운데 있는 백회혈을 마찰하면 뇌의 혈액순환이 촉진되고 뇌기능이 활성화되어 정신을 맑게 해준다. 또 두통을 해소하는 데도 큰 도움이 된다.

먼저 오른쪽 손바닥을 위로 향한 상태에서 손가락을 모두 부드럽게 구부린다. 그런 다음 손가락 끝에 살짝 힘을 주어 앞이마에서부터 정수리의 백회혈을 향해 천천히 쓸어 올린다. 손가락을 쓸어 올릴 때는 숨을 들이쉬고 백회혈에서 목의 뒤까지 쓸어 내릴 때에는 숨을 천천히 내쉬면 된다. 이런 식으로 양손을 번갈아 4회 정도 해준다. 그리고 양 손바닥을 백회혈에 대고 좌우로 번갈아 문질러 주는데, 이 동작은 두통과 현기증을 해소하는 효과가 있다.

한방에선 구보육사九補六瀉라 해서 기가 약한 사람은 9번을 문질러 주고 몸이 튼실한 사람은 6번을 문질러 주라고 했다. 때문에 평소 흥분을 잘하고 급한 성격을 지닌 사람은 6번 정도로 횟수를 줄이는 것이 좋다. 또한 두통이 심할 경우에 관자놀이를 지압하는 방법도 있다. 좌우 관자놀이에 엄지손가락을 대고 강하게 누르며 36회를 빙빙 돌리면 된다.

▶▷ 만성두통과 고혈압 환자에게 좋은 '뒤통수 마찰'

뒤통수의 중앙쯤에 위치한 경혈로 풍부風府와 아문啞門이 있다.
풍부혈은 모든 양경맥陽經脈의 기를 주관하는데 두통에 효과가 있는 경혈이다. 또한 아문혈은 풍부혈의 약간 아래, 뒷머리의 복판선에서 머리카락이 난 경계점에 있는 경혈로 고혈압에 효과가 있는 경혈이다. 이 두 곳을 마찰하는 방법은 양손을 목근에 대고 좌우로 쓰다듬는 것처럼 문지르면 된다. 만성두통이나 고혈압이 있으면 하루 두 번, 아침과 저녁에 36회를 마찰하면 효과가 있다. 또한 어깨 결림이 있는 사람에게도 좋다.
매일 책상에 앉아 일을 하는 사무직이나 공무원들, 수험생에게도 좋은 마찰이다. 횟수를 늘리며 어깨마찰과 병행해 하면 좋다. 이 마찰은 가볍게 하는 것이 중요하다. 풍부와 아문혈은 매우 예민하고 섬세한 혈자리이기 때문이다. 이곳에 충격을 받으면 의식을 잃을 수도 있고 생명이 위태로울 수도 있다. 급소 중의 급소이니 부드럽게 다루어야 한다.

▶▷ 전신운동 대신 하는 '귀 마찰'

귀에는 무려 120개나 되는 경혈이 감추어져 있다. 실제로 귀를 자극해서 몸의 변화가 생기는 것은 많은 사람들이 인정하고 있는 사실이다. 귀 마찰은 몸의 불균형을 바로잡고 전신을 자극하는 운동이라 할 수 있다.

한방에서는 귀에 있는 혈을 자극하는 일명 '비만침'으로 비만을 치료하고 있다. 귀의 경혈에 이침을 부착해 자극시키는 방법으로 체중을 감소시키는데 이것은 사회적인 붐을 일으킬 정도로 이미 그 효과가 입증되었다.

귀의 경혈이 자극을 받으면 식욕이 억제되고 칼로리 섭취가 감소되는 효과가 있다. 또한 약물과 같은 부작용도 거의 없다. 귀 마찰은 곧 전신의 미용체조라고 해도 무방하다.

귀 마찰을 하기 위해서는 먼저 손바닥 마찰이 필수다. 찬 손은 오히려 역효과가 날 수도 있으므로 반드시 손에 마찰열을 낸 후 시작하도록 한다.

손이 따뜻해지면 검지 손가락을 귓속에 넣고 10회 정도 돌린다. 그런 후, 손가락으로 귓구멍을 꼭 막고 2~3초 정도 있다가 손가락을 쏙 빼낸다. 이 동작을 36회 반복한다. 단, 너무 세게 막으면 고막에 압력이 가해지므로 약간 강한 듯하게만 압박을 주도록 해야 한다. 이 방법은 중이염 예방과 귀의 염증에 효과적이다.

그리고 엄지손가락을 귀 뒤 윗부분에 대고 나머지 네 손가락으로 귀 전체를 마찰하는 방법도 있다. 가볍게 주무르듯 엄지를 서서히 아래쪽으로 내리며 마찰한다.

장이 나쁜 사람은 귓구멍 주변을, 입술이 텄을 때는 귓불을 손바닥으로 뒤에서 앞으로 접는 것처럼 해서 귀를 구기듯 36회 돌린다. 그런 후 손바닥으로 귓구멍을 막고 누른다. 마지막 점검으로 후두부에 새끼손가락을 대고 중지 위에 검지 손가락을 얹어 힘껏 튕긴다. 탕! 하는 소리가 귓속에까지 울리면 방법이 올바르게 되었다고 할 수 있다. 이러한 귀 마찰은 노화방지에도 좋고 귀에 관한 모든 질병에 효과가 있다. 귀 마찰의 전과정을 마치는 데는 3분쯤이 소요된다. 아침, 저녁으로 하루 두 번 해보자. 바로 효과가 나타나지는 않지만 계속하면 기대치 이상의 효과를 경험할 수 있을 것이다.

귀의 둘레에는 윗 부분에 은궁, 이문, 청궁, 청회, 아랫부분에는 예풍, 뒷부분에 계맥, 노식이라 부르는 경혈이 있다. 이 경혈들을 모두 마찰하면 특히 청력이 약한 사람은 효과를 볼 수 있다.

방법은 검지와 중지를 Y자형으로 벌리고 귀를 끼우듯 하여 귀뿌리를 상하로 36회 마찰한다. 동시에 일곱 개의 혈이 자극되도록 손가락의 위치에 신경을 써야 하는데 이 마찰은 고층 아파트에 거주하는 사람들, 혹은 고층 빌딩에 있는 직장을 다니는 사람들에게 도움된다. 왜냐하면 매일 엘리베이터를 탈 때 자신도 모르게 청각장애를 얻을 수 있기 때문이다. 고층은 기압의 변화로 귀의 노화가 빨리 온다는 통계도 있다고 한다.

63빌딩에 근무하는 사람들, 타워펠리스 등 초고층 아파트에 사는 사람들, 비행기 승무원, 자주 비행기를 타야 하는 사업가들에게 Y자형 귀 마찰은 알아두면 좋은 상식이다.

▶▷ 오십견에는 '어깨 마찰'

오십견五十肩은 50대가 되면서 가장 많이 나타난다고 하여 불리우게 된 증상명이다. 흥미로운 얘기로 영어로는 'Frozen shoulder'라 하는데 이는 '얼어버린 어깨' 라는 뜻이다. 어깨가 얼어붙은 듯 움직이지 않을 정도로 심각한 통증이 느껴지기 때문이다.

특별히 병이 생긴 것도 아닌데 갑자기 어깨가 굳어 팔을 들 수도, 움직일 수도 없다면 매우 충격적인 일이다. 최근에는 갱년기를 맞은 사람들뿐만 아니라 젊은 층에서도 이와 같은 현상을 자주 겪는다고 한다. 잘못된 자세로 오랫동안 컴퓨터를 사용하거나 운동부족이 원인이다.

어깨 관절은 우리 인체에서도 가장 운동범위가 넓은 관절이다. 근육만도 15개가 넘는데 어느 날부터 이것을 사용할 수가 없다면 무력감이 클 것이다. 이럴 때 어깨의 경혈을 자극하는 마찰을 하면 잘 듣는다.

목과 어깨의 중간 지점에 견정혈이 있는데 그곳을 자극하면 된다. 또한 바깥쪽으로 견외유는 어깨결림 뿐 아니라 천식과 기침을 멈추게 하는 효과도 있다.

하지만 무엇보다 오십견에 걸렸을 때는 일단 무리한 운동과 일을

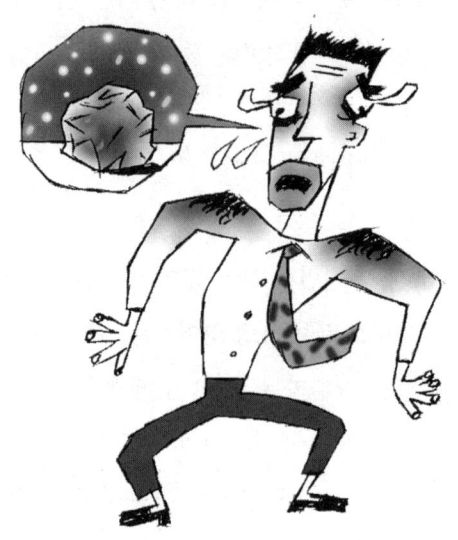

　중지하여 더 이상 증상이 악화되지 않도록 하는 것이 중요하다. 어깨 마찰을 통해 아픈 부위를 따뜻하게 해주고 의식적으로 바른 자세를 갖도록 노력해야 한다. 처음부터 마사지나 안마를 심하게 하면 더욱 근육을 손상시킬 수 있으므로 주의한다.

　오십견이 왔다해서 나이 탓만 하며 한숨 쉴 일이 아니다. 마음을 즐겁게 가져야 신진대사도 활발해지고 혈액순환이 촉진된다. 나을 수 있다는 믿음을 갖고 이전보다 더 많이 웃도록 하자. 웃음의 치료 효과는 현대의학에서도 인정하고 있는 사실이다.

　▶▷ 여성의 가슴을 아름답게 가꿔주는 '유방 마찰'

　여성의 유방은 초경 전부터 발육해 여성호르몬이 활발해지면서 20

대가 지나면 성숙한 모양으로 발달한다. 그리고 점차 발육이 조절되며 일생동안 모양이 조금씩 변해간다.

수많은 예술가들에 의해 '인간이 지닌 미의 극치'라는 찬사를 받으며 태초부터 여성의 상징으로 추대되어 온 유방. 이 유방이 오래도록 탄력적이고 매혹적이기를 바라지 않을 여성은 없을 것이다. 하지만 그 마음과 다르게 얼굴을 가꾸는 정성과는 비교도 되지 않을 정도로 여성들이 유방에 미치는 손길은 매우 적다고 할 수 있다.

이제부터는 얼굴에 올라가 있던 손을 잠시 내려 자신의 유방에 마찰을 시작해보도록 하자. 이 마찰은 유방의 모양을 아름답게 할 뿐 아니라 피부를 매끄럽게 하고, 또한 처진 유방을 갖고 있는 사람들이 하면 일석삼조로 교정의 효과까지도 얻을 수 있다.

방법은 왼손을 왼쪽 유방 위에, 그리고 오른손을 오른쪽 유방 위에 놓고 안쪽에서 바깥쪽으로 느슨하게 유방의 둘레를 감싸듯 마찰한다. 바깥쪽 돌기를 36회 한 후, 안쪽으로 다시 36회를 돌린다. 명심해야 할 것은 살갗이 직접 닿도록 웃옷을 벗고 해야 하는 것이다.

번거롭게 느껴진다면, 목욕 시 바디로션을 바르고 거울을 보며 마찰하는 방법도 있다. 특히 임산부가 출산 전 '유방마찰'을 자주 해주면 초유가 쉽게 나오고 젖몸살을 심하게 앓지 않는다.

세월이 흘러도 오랫동안 매력적인 여성미를 발산하고 싶다면 지금부터라도 부지런히 자신의 몸을 가꾸어야 한다. 많은 돈을 주고 수시로 마사지를 받더라도 평소 자기 스스로의 노력이 없으면 일시적일 뿐이다.

유방마찰은 유방암의 자가검진효과도 볼 수 있어 그야말로 일석다조라 할 수 있다.

▶▷ '합곡合谷'을 누르면 치통과 두통이 사라진다

손을 펴고 엄지와 검지를 붙이면 불룩하게 살이 솟아난 곳이 '합곡' 이다. 이 경혈은 참기 힘든 두통이나 치통을 느낄 때 강하게 지압하면 통증이 가라앉는 효과가 있다. 중국에서는 이를 뽑을 때 여기에 침을 놓고 마취시키기도 한다.

합곡을 자극하는 방법은, 오른손으로 왼손의 합곡을 힘주어 눌러 주무르고, 손을 바꾸어 같은 요령으로 반복하면 된다.

합곡은 두부 전반에 연관된 경혈로 두통과 치통 뿐 아니라 이명, 구안와사(입과 눈이 비틀어지는 병) 등의 응급상황이 발생했을 때 가장 먼저 다스려야 하는 중요한 경혈이다.

안면마비, 눈병, 비염, 편도선에 걸렸을 때도 매우 효과적이다. 그 밖에도 합곡혈을 이용해 어디서나 손쉽게 고혈압과 저혈압을 간단히 진찰할 수 있는 방법이 있다.

혈압에 변화가 생기면 먼저 합곡 주위에 변화가 나타나는데 고혈압일 경우, 이 혈의 주위가 딱딱하게 굳어있는 경우가 많고, 저혈압일 경우에는 정상시보다 혈 주위가 축 처져 있는 느낌이 많다. 이때는 합곡 지압을 해주면 혈액순환이 좋아져 금세 긴장이 풀린다.

3초씩 3분 정도 하면 된다. 그리고 어깨에 통증이 있을 때도 좋고, 차를 타고 장거리 여행을 할 때 멀미가 심할 경우, 합곡을 눌러주면 속이 편안해 진다.

별 증상이 없더라도 하루에 두세 번씩 눌러 지압해 주면 얼굴 색에 활기가 돌고 피로가 풀려 유익하다. 상식으로 알아두면 아무 것도 할 수 없는 급한 상황에서 큰 도움이 될 수도 있을 것이다.

▶▷ 손가락 지압으로 하는 온몸 자가진단법

우리 몸의 내장들은 손가락 끝의 경혈과 밀접하게 관련돼 있다. 따라서 손가락 끝, 즉 손톱을 자극하는 것만으로 내장의 건강을 스스로 체크할 수 있다.

손톱의 손가락 쪽의 뿌리 부분을 다른 손으로 잡고 강하게 누르며 좌우로 흔들어 돌려보자. 새끼손가락부터 안쪽으로 하나씩 잡아 나간다. 그러면 통증을 느낀 손가락은 그 경혈과 연관된 내장에 장해가 있는 것을 암시해준다.

새끼손가락이 아프면 심장이나 소장에 문제가 있는 것이다. 이 새끼손가락 끝에는 안쪽으로 소충小衝, 바깥쪽으로 소택小澤 혈이 있다.

소충은 심장과 관련이 있어 심장이 좋지 않은 사람이 갑자기 발작을 일으켰을 때 강하게 지압하면 가볍게 발작을 가라앉힐 수 있다.

소택은 소장 쪽과 연관된 경혈로 장이 좋지 않은 사람들이 통증이 느껴질 때 지압하면 효과를 볼 수 있다.

약지에는 삼초경의 '관충' 이라는 혈이 있다. 지압을 하고 난 후, 약지에 가벼운 통증을 느끼는 사람은 분명, 목의 통증이나 두통을 앓고 있을 가능성이 많다. 감기로 열이 났을 때도 이 혈을 주무르면 좋다.

중지에는 '중충' 이라는 심장을 둘러싼 심포경의 혈이 있다.

한방의학에서는 뇌출혈로 인해 의식을 잃은 환자에게 응급 처치로 '인중' 과 '중충' 혈에 침을 놓는다. 그러면 잠시 후 의식이 돌아온다고 한다. 중지에 통증이 느껴질 경우, 심장의 이상을 의심해 보아야 한다.

검지에는 대장경의 상양商陽혈이 있다. 이 손가락이 아프게 느껴진다면 대장에 문제가 있을 것이다.

엄지에는 '소상' 이라 해서 폐에 심각한 질병이 생겼을 때 누르면 깜짝 놀라 뛰어오를 것이다.

하나씩, 손가락을 눌러보고 유독 아픈 혈이 있다면, 다시 한번 몸의 상태를 점검해볼 필요가 있다. 그런 후, 통증이 느껴지는 손가락의 혈을 열심히 지압해 치유를 돕도록 하자.

양손과 마찬가지로 발가락에도 많은 경혈이 숨어 있다. 같은 요령으로 체크를 해보면 모르고 있던 병도 초기에 발견할 수 있고 이미 만성으로 치달은 상태라 하더라도 치유를 돕는 효과가 있다. 또한 혈액 순환도 촉진되어 내장의 기능을 강화시키고 건강한 몸으로 단련시킬 수 있다.

▶▷ 과음과 멀미에 좋은 '명치 마찰'

몸의 앞쪽 명치부터 복부에 이르는 곳에 소화기능을 촉진하는 경혈이 있다.

오목가슴에서 배꼽까지 정 중앙선의 반이 되는 부분에 중완中脘이 있다. 이것을 해부학 상으로 표현하면 '위장의 몸체'라 할 수 있고, 그 바로 위의 상완上脘은 위부문부, 중완을 기준으로 하완下脘은 위장의 아래쪽부터 십이지장 초입까지라 할 수 있다. 그러므로 중완을 기준으로 위아래를 쓸어 내리듯 마찰하면 소화기능을 촉진하는 효과가 높다. 또한 위장 질환과 변비에 아주 좋다.

차멀미로 구토가 있을 때, 긴장으로 속이 메스꺼울 때나 과음한 후 속병으로 고생할 때도 효과가 있다. 만일 구토를 하고 난 뒤라도 이 '명치 마찰'을 하면 뒤따르는 위통을 말끔히 치유할 수 있다. 일반적으로 구토를 하면, 몸을 앞으로 기울이고 등을 치는데 앞으로는 몸의 앞쪽 '명치 마찰'을 해보기 바란다. 속이 금세 가라앉는 놀라운 체험을 할 수 있을 것이다.

▶▷ 내장을 강하게 하는 '복부 마찰'

한의학에서는 내장을 총칭해서 오장육부五臟六腑라고 표현한다.

오장은 인체의 장기 중에 폐, 심장, 비장, 간장, 신장을 말하고 육부는 대장과 소장, 방광, 위, 담, 삼초를 말한다. 이것은 자연의 순환원리인 음양오행에 따라 구별되었는데 인체의 오장육부가 짝을 이루어

음양의 조화를 이루어야 건강을 누릴 수 있다. 때문에 오장육부, 즉 내장이 몸속에서 그 기능을 충분히 발휘하는 것이 중요하다. '복부 마찰'은 그런 의미에서 매우 필수적인 마찰법이다.

손바닥으로 원을 그리듯 복부를 마찰하면 되는데 먼저 오른손을 오른쪽 가슴 밑에 두고 하복으로 왼쪽 복부를 지나 원위치로 시계 반대 방향으로 돌린다.

다음은, 왼손으로 왼쪽가슴부터 시작해 원을 그린다. 손을 번갈아가며 36회 반복한다. 마치 위나 장을 끌어올리듯 약간 힘을 실어 한다.

이 복부마찰은 소화계통과 식욕부진에 효과가 있다. 평소 자주 하면 위장이 튼튼해져 위통이나 복통으로 고생하는 일이 없다. 내장을 강하게 하는 것이 건강을 지키는 비결이므로 신경성 위장장애나 위가 약한 사람은 매일 쉬지 않고 실천해 볼만하다. 어린시절 '내 손은 약손이다'는 주문을 외우며 배를 쓸어주시는 할머니, 어머니의 손을 생각하면 이해가 될 것이다.

▶▷ 불임증 여성에게 권하는 '하복부 마찰'

불임은 보통 결혼 후 정상적인 성관계를 했음에도 불구하고 1년 이상 태기가 없을 때를 간주해 말한다. 불임의 기질적 원인이 있는 경우 말고도 원인불명의 불임증을 앓고 있는 부부가 늘고 있다고 한다. 이런 경우, 문명의 발달에 따른 여러 환경적인 요인도 있겠지만 대체적으로 체질에 문제가 있는 경우가 많다.

한의학에서는 통상적으로 선천적인 불임일 경우, 신腎이 허해서 불임이 된다고 말한다. 신은 서양의학에서 말하는 신장의 의미와 함께 생식기능, 음기와 양기를 조절하는 장기로서의 광범위한 기관을 모두 포괄하고 있다. 신의 기능이 허하면 하복부를 잘 덮혀 주지 못하기 때문에 생식을 위한 환경이 조성되지 못한다. 때문에 난소 기능이 저하되고 월경불순이 생긴다. 불임여성이 하복부를 따뜻하게 하는 일은 무엇보다 중요하다.

하복부를 따뜻하게 해서 불임에 도움이 되는 하복부 마찰을 소개한다.

우선 배꼽 근처의 자궁 부분에 한 손을 얹고 다른 손을 허리에 댄다. 허리를 강하게 누르면서 하복부를 옆으로 36회 마찰한다.

월경 불순과 생리통이 있는 여성이라면, 필히 '하복부 마찰'을 매일 꾸준히 시행해 보자. 그리고 주위에 불임증을 호소하는 여성이 있다면 권해주길 바란다.

▶▷ 관절, 류머티스에 좋은 '무릎 마찰'

고령인구가 급격히 증가하면서 관절염을 앓는 사람들이 많아졌다. 특히 그 중에서도 무릎 관절염이 가장 빈도가 높은데 퇴행성 관절염이 대다수이다. 통증도 심해 앉았다 일어날 때, 혹은 계단을 내려갈 때, 날씨가 흐릴 때 견딜 수 없을 정도로 아파한다. 이것은 나이가 들면서 관절부의 연골이 닳기 때문이다.

심각하게 병이 진행되면 다리가 쭉 펴지지도 않고, 안짱다리 모양으로 변형되기도 하며 급기야는 다리를 절게 되는 상황에까지도 이르게 된다.

하지만 평소 무릎의 노화방지를 위해 '무릎마찰'을 열심히 하면 그런 상황을 걱정할 필요가 없다. 방법은, 의자에 앉아 무릎을 감싸쥐듯 손을 대고 빙빙 돌리기만 하면 된다. 어디서든 할 수 있으므로 미리 예방차원에서 습관처럼 하면 도움된다. 목욕을 마친 후 맨살에 마사지하듯 하는 것이 가장 효과적이다. 무릎에 열이 날 때까지 쉬지 말고 해보자.

이 '무릎마찰'은 O형 다리나, X자형 다리를 교정하는 작용도 한다. 다리 교정을 할 경우, 키도 1~2센티 정도 커지는 일석이조의 효과를 볼 수 있다. 또한 무릎관절의 생리대사를 촉진시켜 가벼운 류머티스 증상에 뛰어난 효과를 발휘한다. 골다공증을 앓고 있거나, 축구 같은 격렬한 운동을 즐기는 사람들에게도 좋은 마찰법이다.

▶▷ 요통을 예방하는 '허리 마찰'

어쩌다 삐끗 허리라도 삐는 날이면 고통은 둘째치고 아무 것도 할 수가 없다. 심할 경우엔 앉아 있기조차 불편해 자리를 펴고 누워 천장만을 바라봐야 한다. 요통은 철저한 예방책을 통해 방지하는 방법이 최선이다.

요통을 예방하는 방법으로 '허리 마찰'이 있다. 이 마찰 요법은 허리를 유연하게 하고 따뜻하게 해 운동부족인 사람들에게 적합한 요통 예방책이다. 허리에는 중요한 경혈이 많이 있는데 독맥의 '영추, 명문, 양관'과 방광경의 '비유, 위유, 산초유, 신유, 기해유, 대장유'가 그것이다. 그리고 우리 몸의 중요한 장기인 신장이 있어 에너지 원源과 깊은 관련이 있다.

허리는 찬 것을 싫어하고 따뜻한 것을 좋아한다. 따라서 허리마찰을 할 경우에는 먼저 손바닥 마찰을 해야 한다. 방법은, 체전기가 일어난 따뜻한 손으로 명문命門혈과 신유혈(방광경)을 자극해 30회 정도 가볍게 문질러 주면 된다.

명문은 대략 등 쪽으로 허리 벨트가 위치하는 부분, 정확히 말하자면 배꼽의 반대편에 있고, 신유는 명문으로부터 양옆의 2치되는 부분에 있다. 힘을 넣어 이 두 혈을 자극하며 꼬리뼈 근처까지 비벼 내려주고 반대로 양팔이 더이상 올라가지 않을 때까지 견갑골을 향해 비벼 올려 준다.

그리고 양손을 가볍게 잡고 주먹쥔 손등과 손바닥으로 좌우 허리에 원을 그리며 30회 정도 문질러 준다. 손등을 허리 뒤에 대고 양쪽 허리를 문질러 주는 방법도 있다.

심한 만성 요통 환자인 경우, '허리마찰'과 더불어 '고양이 기지개 운동'을 병행하면 좋다.

경혈은 명문, 신유, 지실을 자극한다. 명문 혈은 정력을 증강시켜주고 내장의 기능을 좋게 하는 작용이 있어 이곳을 자주 자극하면 조루나 임포텐츠를 치료하는 효과도 있다.

특히 여성들은 생식기의 질병, 특히 대하증에 잘 듣는 기경의 대맥이나 신장병에 효험 있는 경문(단경)혈도 자극되기 때문에 매우 유용한 마찰이다.

▶▷ 발은 '경혈의 집합소'이다

예로부터 무병장수의 경혈로 '족삼리혈'을 꼽는다. 족삼리혈은 무릎에서 10센티 아래 바깥쪽에 있는 혈이다. 이곳을 자극하면 소화기와 두통에 좋고 위를 튼튼하게 해주는 효과가 있다.

방법은 무릎을 세우고 앉은 자세에서 양 주먹을 쥐고 양 다리의 족

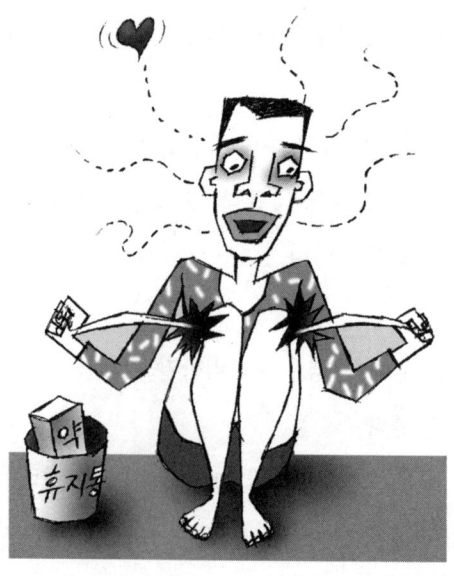

삼리혈을 백번 정도 두드려주면 된다. 또한 이 혈 자리에서 복사뼈까지의 사이(경의 외측 부분)에는 젊음을 유지하기 위해 중요한 혈이 일직선으로 줄지어 있는데 이것 또한 장수를 돕는 경혈들이다.

한의학에서는 발을 일컬어 '경혈의 집합소'라고 한다. 온몸의 내장과 연관되어 있는 발가락과 발바닥의 혈은 경혈에 관심이 있는 사람이라면 필수적으로 연구해 봐야 될 부분이다.

먼저, 엄지발가락은 비경과 간경, 둘째 발가락은 위경, 넷째 발가락은 담경, 다섯째 발가락은 방광경과 깊은 관련이 있다. 특히 엄지발가락은 노화와 관련된 혈이 모인 곳으로 이곳이 아플 때 방치하면, 노이로제나 치매, 정신병, 두통과 같은 신경성 질환을 야기할 수 있다.

엄지에 굳은살이 있으면 당뇨를 의심해볼 필요가 있으며 발톱 끝이

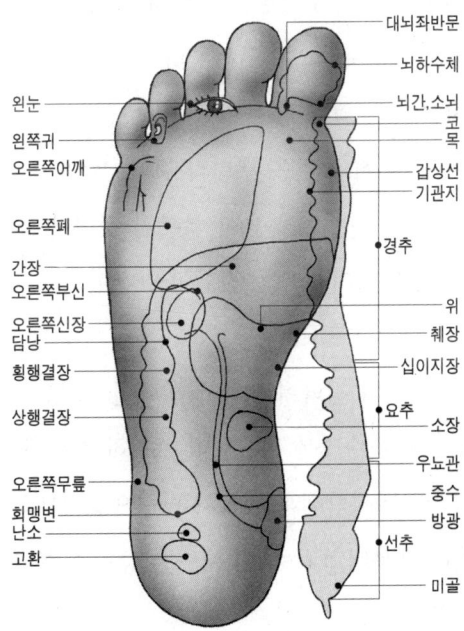

치켜 올라가 있으면 시력에 이상이 있을 수 있다. 또한 발톱이 둥글면 고혈압과 중풍을 조심해야 한다. 둘째 발가락은 순환계의 경락이 시작되는 곳으로 자주 지압을 해주면 불면증과 차멀미를 고칠 수 있다. 넷째 발가락에 통증이 있을 때는 심한 두통이나 시력의 이상이 의심된다.

　새끼발가락은 방광경과 관련이 있어 정력을 반영하고 신경계와 비뇨기계통과 소통을 한다. 발바닥에는 인체의 각 부분과 밀접하게 연관된 경혈들이 많다. 요즘은 전문 발 마사지 업체가 등장할 정도로 발에 대한 인식이 확 달라졌다. 발을 편안하게 유지하는 것이 건강체질의 몸을 갖는 비결이라는 것은 모르는 사람이 없을 정도이다.

　발바닥을 지압하면 전신 마사지를 한 것과 동일한 효과가 있다. 혈액순환이 촉진되고 내장의 활동이 강화되며 피로까지 풀어주기 때문이다. 발을 지압하는 것만으로도 위장의 역할을 원활하게 해 배에 찬 가스를 배출시킬 수도 있다.

　우리 몸을 나무라 하면 발은 뿌리와 같다. 땅의 정기를 받아 온 몸에 순환을 시켜주는 인체의 중요한 부분인 것이다. 하지만 사람들은 발에 대해 대수롭지 않게 여기는 경향이 있다.

　우리 몸에는 14개의 경락이 있는데 발에만 그 중 6개의 경락이 지난다. 때문에 발에는 수많은 경혈들이 포진하고 있다. 특히 '용천혈'이란 곳은 가운데 발가락에서 뒤꿈치 방향으로 3분의 1쯤 내려간 곳에 자리한 혈로, 옛부터 모든 맥이 모여 심장과 통하고 있다고 여겨진 중요한 경혈이다.

긴박한 순간에 생명을 기사회생 시켰다는 비화도 많다.

우리 몸에 이상이 생기면 맨 먼저 용천혈에 통증이 온다. 때문에 이 곳은 주의해서 다루어야 한다. 그리고 너무 자주 자극하면 차라리 하지 않느니만 못한 곳이 또한 용천혈의 지압이다. 되도록 심한 자극을 주지 않아야 한다는 말이다.

조선시대의 유명한 학자, 퇴계 선생은 이 용천혈을 자극해야 건강을 유지할 수 있다고 믿고 유학자들과 선비들에게 적극 권장했다는 기록이 있다. 자신이 하다가 힘이 모자라면 종을 시켜 대신 문지르게 했다고도 한다. 그밖에 '용천혈'에 대한 일화는 수없이 많지만 '법정 스님'에 관한 일화 한가지를 소개하겠다.

하루는 한 스님이 법정스님의 뒤를 따라 산길을 오르고 있던 중, 한 가지 의문이 생겼다고 한다. 그것은 연로한 나이에도 불구하고 힘있게 앞장서서 걷는 법정 스님의 건강비결이었다. 여쭈어보니 하시는 말씀이 자신은 그냥 돌을 피해 산길을 걷는 것이 아니라 용천혈을 자극하면서 발바닥 중간으로 돌을 밟고 가신다 했다. 자연스럽게 지압을 터득하고 몸소 실천하고 계신 것이었다.

이처럼 지압과 마찰로 틈틈이 발을 관리하는 것도 훌륭한 건강관리법이다.

▶▷ 정기를 샘솟게 하는 '발목 마찰'

서양 속담에 '구두를 사려면 낮에 사라'는 말이 있다. 저녁에는 발이 정상치 보다 부어 큰 신발을 사게 되고 반대로 아침에는 발의 붓기가 빠져 날씬해지므로 작은 신발을 사게 된다는 이유에서이다. 그래서 구두는 그 아침과 저녁의 중간 시간에 사야 평균치의 사이즈를 구입할 수 있다는 논리이다. 어찌됐든 맞는 말이다.

저녁이 되면 보통 사람들의 발은 어느 정도 부어있기 마련이다.

구두를 신어야 하는 샐러리맨들의 퇴근시간은 그래서 발걸음이 더욱 무거워진다. 그럴 때 부기의 경중을 쉽게 체크해 볼 수 있는 방법이 있다.

발목을 힘주어 손가락으로 눌러보는 것이다. 만일 손자국이 남을 정도로 반응이 온다면 발이 심하게 부어있다는 증거이다.

이 부기를 뺄 수 있는 마찰법은 안쪽 뒤꿈치와 발목 뒤 중간쯤 오목한 부분의 5센티 위에 있는 복류復溜 혈을 손으로 36회 마찰하는 것이다. 양 발을 번갈아 가며 2회씩 반복하면 된다. '발목 마찰' 은 발의 부기를 빼고 아울러 성기능을 활발하게 하는 효과도 있다.

또한 일상에서 실천하면 유익한 숙취 해소 마찰로 '발등 마찰' 이 있다. 엄지발가락부터 발목 중앙을 연결하는 가운데쯤에 태충太衝이라는 혈이 있는데 서서 발등의 중간 부위에 있는 이 혈을 뒤꿈치로 밟는 방법이다. 이것도 번갈아 양발을 해주는 방식으로 마찰한다.

술을 마시고 난 다음날 아침, '발등마찰' 을 하면 머리도 상쾌해지고 숙취도 해소돼 기분이 한결 산뜻해질 것이다.

4부 | 명차名茶와 명주名酒 건강법

명차

명주

제 1장 명차名茶

1. 중국의 차 문화

중국인이 차를 자주 마시는 습관은 이미 세계적으로도 널리 알려진 유명한 사실이다. 식전 식후에 차를 마시는 것은 물론이고 여행을 할 때도 보온병을 들고 다니며 장소와 상관없이 어디서나 차를 음용한다. 중국 여행을 하다보면 공원 벤치나 여타 공공시설에서도 타인의 시선에 아랑곳없이 준비해온 차를 꺼내 마시는 중국인들을 흔히 볼 수 있다.

이처럼 상식화되어 있는 중국인의 차 역사는 5000년을 훌쩍 거슬러 올라간다. 알려진 바에 의하면 지구상에서 최초로 차를 마신 나라가 중국이라고 한다. 중국 신화에는 기원전 2737년에 신농神農이라는 사람이 처음 차를 마셨던 것으로 기록되어 있다.

그는 고대 중국의 황제로 차의 신茶神으로 불리는 사람이다. 전해져

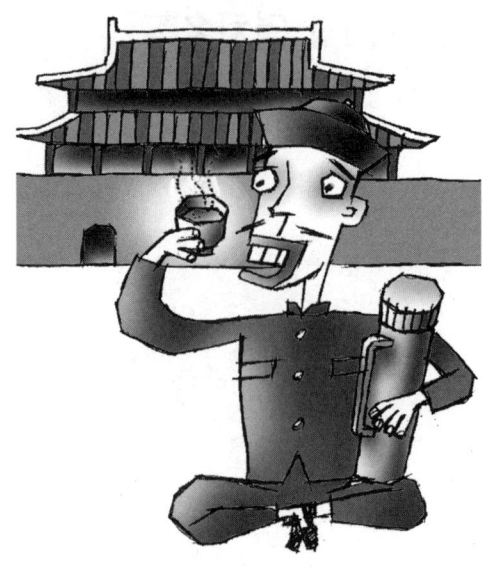

오는 이야기에는 이 신농이라는 황제가 평소 약초에 관심이 많았는데 직접 산과 들을 헤매 수많은 잡초의 풀잎을 먹어보며 식용이 될 수 있는 식물을 찾아다녔다고 한다. 그러던 어느 날, 독초에 중독되어 잠시 정신을 잃었다가 문득 깨어나 주변에 있는 한 식물의 잎사귀를 먹었더니 거기에 해독작용이 있어 천만다행으로 생명을 구하게 되었다. 이 놀라운 사실이 온 세상에 알려진 이후로 사람들이 그 잎을 따 차를 끓여 마시게 되었다고 한다. 이로 미루어 볼 때 차가 처음부터 기호식품으로 사용된 것이 아님을 추측할 수 있다. 처음에는 찻잎이 약용으로 쓰여졌다가 점차 보편적인 생활화가 되어 중국인들의 식생활에 자리잡게 된 것이다.

역사와 전통이 있는 중국의 차는 세계적인 명차로 널리 이름을 떨치고 있다. 그 중에서도 최상품으로 꼽히는 '용정차'나, 우리의 입맛에 잘 맞는 '우롱차', '만리향차'로 더 많이 알려진 '자스민차' 같은 것은 우리에게도 익숙한 차의 종류이다.

중국 전통차란 다양한 품종의 찻잎을 이용해 찌거나 덖은 잎차를 말한다. 발효의 정도에 따라 종류도 '녹차', '우롱차', '홍차' 등 여러 가지로 나뉘는데 고기 같은 기름진 음식을 먹고 나서 우롱차를 마시면 향이 좋아 입맛이 한결 개운해진다. 우롱차는 알칼리가 높으며, 이뇨와 해독작용이 있다고 한다.

다른 여러 종류의 차들에도 임상을 통해 입증된 효능들이 많다. 일반적으로 알려진 피로회복과 다이어트 효과 외에 주목할 만한 효능으로 항암효과가 있으며 생활습관병을 예방하고, 체질을 개선하며, 해독, 숙취예방, 노화방지 등 범위가 넓다. 이것으로 볼 때 중국인들이 오랫동안 무병과 장수를 누리는 이유를 이해할 수 있을 것이다.

또한 차관풍정茶館風情이라 해서 옛 중국인들이 좋은 차를 마시고 읊은 것을 보면,

'첫 잔은 목을 축이고, 둘째 잔은 마음속의 고독을 깨뜨리고, 셋째 잔은 입 밖으로 오천 자의 문장을 나오게 하고, 넷째 잔은 힘들고 하기 싫은 일을 땀을 통해서 내보내고, 다섯째 잔은, 근육과 뼈를 시원케 하고, 여섯째 잔을 마시면 신선의 길이 열리고, 일곱째 잔은 스스로 신선이 되어 하늘로 오른다'

고 하였다.

중국인의 차에 대한 가치관을 엿볼 수 있는 대목이다.

▶▷ 중국인의 영원한 '녹색 황후, 용정차'

용정차龍井茶는 중국 녹차의 대명사로 '서호용정西湖龍井'이라는 이름으로 불리기도 한다. 원래 용정이라는 이름의 유래는 '용정'이라 불리우는 샘에서 시작되었다. 그런데 재미있는 것은 그 샘으로 인해 '용정사'라는 절이 세워지고 산 이름 또한 용정산이 된 것이다.

'용정차'라는 명칭은 용정사龍井寺에서 처음으로 재배되어 얻게 된 이름이다. 중국 오대五代 후한後漢 시절, 창건된 용정사에는 현재 스님은 없고 불당佛堂을 다실茶室로 개조해 사용하고 있다 한다.

중국 최고의 차로 찬사를 받는 용정차는 섭씨 120도 이상의 고온에서 맨손으로 덖어 낸다. 그래서인지 일반 녹차보다 향기가 맑고 깨끗해 청향淸香이 오랫동안 지속된다. 맛은 담백하고 고소하며 뒤에 단맛이 남는 특징이 있다.

포만감이 느껴지는 식후에 이 용정차를 마시면 천하를 다 얻은 듯 마음이 평화로워진다.

용정차는 '녹색황후'라 일컬어지기도 하는데 그것은 싱싱한 녹색의 찻잎이 우아함과 기품을 지니고 있어 그 아름다움을 본 사람은 황후를 만난 듯한 착각에 빠지게 된다해서 생겨난 애칭이다.

투명한 비취빛을 띠는 여린 찻잎의 형태는 편평하고 끝이 날카롭게 흩어져 있어 모양이 마치 참새의 혀 같다. 때문에 작설차雀舌茶라 불리우기도 한다. 차를 우리면 싹과 잎이 하나씩 피어나 깃발처럼 펼쳐지고 탕색은 맑은 벽녹碧綠색이다. 용정차는 이런 특징으로 '사절四絶'이라는 명예를 헌사 받기도 했다.

또한 채취시기에 따라 차의 품질이 달라지는데 일기일창一旗一槍, 일엽일아一葉一芽일 때 찻잎을 따서 만든 것을 제일 좋은 차로 여긴다. 그 때를 놓치면 한낱 나뭇잎에 불과하다.

청명淸明을 기준으로 청명 수일 전에 채취한 것을 '명전明前'이라 한다. 이것으로 만들어진 '명전용정'은 가장 품질이 좋은 최상의 일등품으로 대접받는다. 그리고 청명으로부터 곡우 전까지 채취한 찻잎을 '우전雨前'이라 해서 '우전용정'을 2등급의 가품佳品으로 여긴다.

용정차의 주산지는 절강성의 항주시이다. 이곳은 중국 7대 고도古都의 하나로 꼽히는 유서 깊은 고장이다. 또한 따뜻하고 남풍이 불며 1년 내내 물안개가 있어 녹차를 재배하기 좋은 기후를 갖고 있다. 1년에 무려 20여 차례를 수확할 수 있다고 한다. 그런데 이곳에서 채취해 가공한 봄차는 산량이 매우 적어 전량이 중국 정부에 귀속돼 버린다. 국빈이 왔을 때 극품極品을 접대용으로 내놓기 때문이다.

중국, 홍콩이나 대만 쪽을 여행하는 중에 '최상 등급의 극품 용정차'라는 글귀를 보고 현혹되지 말길 바란다. 진정한 극품은 구하기도 어려울뿐더러 설령 구한다 하더라도 가격이 너무 비싸 기절할 정도이기 때문이다. 하지만 품질이 좋은 산지 용정차를 구하면 극품 못지 않은 향기와 맛을 감상할 수 있다. 그 요령을 알아보자.

먼저 차 잎이 어리고 두터울수록 향기가 좋은 것이고 납작하게 눌러 건조하기 때문에 모양이 좋고 청결해야 한다. 또한 빛깔이 균일하게 고운 것을 택한다.

고급 녹차를 끓일 때 물의 온도는 85도가 적당하다. 너무 높은 온도에서 물을 끓이면 녹차의 엽록소가 파괴되고 향기도 없어지며 찻물의 색깔도 누렇게 변질돼 버리기 때문이다. 또한 마실 때는 투명한 유리 찻잔이나 흰색의 자기에 부어 마시는 것이 좋다. 그래야 빛깔과 펼쳐지는 찻잎의 모양을 함께 감상할 수 있다.

알만한 사람은 다 알고 있는 용정차에 관한 유명한 일화가 있다. 70년대 미국의 닉슨 대통령이 중국의 항주를 방문했을 때 용정하인龍井蝦仁이라는 차 요리를 대접받았는데 그 맛에 탄복한 닉슨 대통령은 미국으로 돌아가서도 칭찬을 많이했다고 한다. 그로 인해 중국의 용정차 판매량이 급속하게 늘었고 많은 외화를 벌어들이는 효자 상품이 되었다고 한다.

▶▷ 누구나 마시면 귀족이 되는 '보이차'

우리나라의 다인茶人들이 즐겨 마시는 차 중 매우 인기 있는 차가 '보이차普耳茶'이다. 오히려 원산지인 중국에서보다 국내에서 더 명성이 화려하다.
보이차는 중국 운남의 대엽종을 이용하여 만든 것으로 미생물을 번식시켜 그것이 분비하는 효소에 의해 발효되게 하는 후발효차이다.

이 보이차의 산지인 운남성은 또한 차의 발원지로도 유명한데 세계에서 맨 처음 차나무가 발견된 곳이다.

토양이 기름져 식물이 자라기 좋은 환경을 갖고 있는 탓에 지금도 이곳에는 야생의 차나무들이 대량 서식하고 있다. 서호용정이나 무이암차, 군산은침처럼 보통 차의 명칭은 산지의 이름을 따서 정해지기 마련이지만 보이차는 보이현에서 생산되지 않고 경치 좋기로 소문난 서쌍판납西雙版納과 란창강瀾滄江 부근에서 생산된다.

그렇다면 '왜 보이차가 되었을까' 하는 의문이 생길 것이다. 보이현은 운남성의 중요한 무역지이며 차를 판매하는 시장인데 그곳에서 차를 모아 전국에 출하하기 때문에 '보이차'라는 이름을 얻게 되었다.

세계적인 명차로 인정받고 있는 보이차는 등황색 빛깔이 독특한 향취를 자아낸다. 효능 면에서도 다른 차들과 비교해 뚜렷한 특징을 보이는데 본초강목십유本草綱目拾遺에는 보이차가 '향은 독특하며, 숙취를 깨게 하고, 소화를 돕고, 가래를 녹인다. 기름기를 제거하고 장을 이롭게 씻어 내며 진액을 생성한다'라고 적혀있다. 또한 현대 의학계에서 임상을 통해 확인한 바에 의하면, 체내의 지방질과 콜레스테롤의 함량을 낮춰 생활습관병을 예방하는 효능을 갖고 있다고 한다. 때문에 외국에서는 보이차를 감비차減肥茶 혹은 요조차窈窕茶라고도 부른다.

운남성에서 자란 대엽종인 보이차는 다성茶性이 매우 강해 오랜 저장 발효기간을 거쳐 다성이 온화해 졌을 때야 비로소 맛을 음미할 수 있다.

그러나 보이차의 유통경로는 너무 다양해서 믿을 만한 구입처가 아니면 가짜를 사기 십상이다. 중국에서는 보이차를 서양의 와인처럼 보통 몇 십 년씩 땅 속에 묵혀 두었다가 마시는데 오래 보관되었던 것일수록 가격이 비싸다.

발효기간이 긴 것을 사면 그만큼 약성이 뛰어나고 진한 향기와 깊은 맛을 느낄 수 있다. 반면 생산한 지 얼마 안된 것은 떫고 쓴맛이 나 본래의 맛을 기대할 수 없다. 참맛을 낼 수 있는 정상 숙성 기간은 대략 40~50년 정도가 되어야 한다. '조부가 차를 만들고 손자가 그 차를 판다'는 말처럼 진품의 향기를 느끼고 싶다면 되도록 오래 발효된 차를 사야 한다.

품질이 좋은 보이차는 찻잎이 충실하고 도톰하며 빛깔이 황녹색에 붉은 반점이 있는 것이다. 잎 모양은 서로 뒤엉켜 있고 흰빛을 띤 백호白毫가 많이 들어있을수록 좋다.

보이차는 모양에 따라 병차, 전차, 떡차, 돈차 등으로 불린다. 국내에서 판매되는 것도 이 네 가지 종류이다. 보통 녹차와 생김새도 달라 납작한 빈대떡처럼 검은 덩어리로 되어 있다.

진품珍品이라 할 수 있는 것은 모첨毛尖, 아차芽茶, 여아女兒 등이 있다. 모첨毛尖은 곡우 전에 어린 찻잎을 채취하여 산차散茶로 만든 것으로 부드럽고 고형차固形茶로는 사용하지 않는다. 아차芽茶 모첨毛尖보다 센 잎을 사용하여 주로 고형차로 만든다. 여아女兒차도 아차芽茶 종류이며 곡우 후에 채취한 것이다.

보이차의 발효과정은 크게 두 가지로 나눌 수 있다. 오랫동안 햇빛에 말리고 쪄 서늘하고 건조한 창고에서 자연적으로 묵힌 '건창법乾倉法'과 인위적으로 불에 쬐거나 열풍기를 통해 건조시킨 후 미생물 즉 곰팡이에 의해 발효시키는 '습창법濕倉法'이 있다. 전통적인 제다 방법인 건창법으로 만들어진 차를 청병靑餠이라 하고, 좀더 현대적인 습창법을 이용해 대량 생산하는 차를 '숙병熟餠'이라 한다. 현재는 후자인 습창 발효를 통해 보이차를 생산하는 것이 대부분이다.

여러분은 중국에서 가져온 진품이라 하여 속는 일이 없기를 바란다. 흔히 일반인들이 여행 중 중국의 상점에서 구해온 것 중에는 발효 기간이 짧거나 맛이 진품과 완전히 다른 경우가 허다하다. 거기에 이름 있는 다장茶莊의 상표까지 도용하고 다인茶印을 위조해 귀한 진품인양 제멋대로 비싼 값을 부르기도 한다. 그러한 상황은 중국 뿐 아니라 홍콩과 우리나라도 마찬가지이다. 보이차를 살 때는 믿을만한 차 전문점이나 산지의 이름 있는 판매처를 통해 구입하는 것이 비교적 속지 않는 방법이다.

보이차를 쉽게 마실 수 있는 요령 한가지를 소개한다.
보통 유통되는 숙성이 덜 된 보이차를 구해 마실 경우, 그 발효법의 특성상 독특한 냄새가 날 가능성이 있다. 이럴 때는 감국甘菊 두 세 송이를 보이차에 띄우면 맛이 한결 부드럽고 그윽하게 되살아나 부담 없이 마실 수 있다.
보이차의 맛과 향을 즐길 수 있는 사람이라면 다인茶人이라 칭해도 손색이 없을 정도이다.

▶▷ 일곱 번을 끓여도 향기가 남는 七泡有餘香 '오룡차'

흔히 우리가 '우롱차'라 부르는 것은 오룡차의 중국식 발음이다. 혹자는 반만 발효된 차를 모두 우롱차라 부르기도 하지만 정확히는 오룡차가 맞는 말이니 혼선이 없길 바란다.

오룡차는 중국 복건성 북부의 무이산에서 생산되는 중국 고유의 차이다. 주산지는 복건성과 광동성, 대만이다. 복건성은 철관음차, 무이암차와 함께 전세계 오룡차 시장의 70%를 점하고 있는 큰 산지이다. 또한 대만에서 차를 생산하기 시작한 것은 청나라 때라고 추정되는데 맨 처음 생산한 차가 오룡차이다.

오룡차 중 대만의 중부지역인 남투현 녹곡향의 동정산凍頂山에서 생산되는 동정오룡차가 가장 대표적이다. 동정은 강수량이 많고 구름과 안개가 자주 끼며, 배수가 잘돼 오룡차를 재배하기에 최상의 기후조건을 갖고 있다.

이 동정오룡차는 청심오룡의 품종으로 만드는데 검은 녹색에 반회색의 점이 박혀 있다. 향기는 매우 강하며 차를 우려내면 밝은 황금색을 띠고, 마신 후에 입안에 단맛이 남는 특징이 있다. 우려낸 찻잎을 보면 잎의 가운데가 담녹색이고 둘레가 붉어 자세히 살피면 금세 다른 차와 구별이 가능하다.

오룡차에는 반발효의 특성상 비발효차인 녹차와 완전발효차인 홍차의 잇점을 함께 지니고 있다. 발효의 정도에 따라 녹차에 가까울수록 겉 빛깔이 녹색을 띠고 녹차 맛이 나며, 홍차에 가까울수록 겉 빛깔이 붉은 색을 띠고 홍차 맛이 강하게 풍긴다.

때문에 우려낸 찻잎을 보면 녹색과 붉은 색이 함께 나타나는데 이중 붉은 색은 발효가 된 것이고, 녹색 부분은 발효가 되지 않은 것임을 알 수 있다. 이를 가리켜 '푸른 잎에 빨간 띠'라고 한다. 발효가 적게 된 것일수록 향기가 강렬하고 반면, 충분히 발효가 된 것은 맛이 부드러운 장점이 있다.

동정오룡차의 청심오룡을 사면 차통의 뚜껑을 열자마자 진한 향기가 확 풍기는 것을 느낄 수 있다. 그 향기는 마치 계수나무의 꽃향기에 가깝다고 한다. 그 외 다른 품종의 오룡차에서도 그러한 꽃향기를 맡을 수 있는데 어떤 사람들은 이를 두고 상큼한 과일의 향기 같다고도 한다.

오룡차는 맛보다 향을 중요시하므로 만들 때는 쓰고 떫은맛을 가볍게 하고 산뜻한 향기가 돌도록 제조한다. 또한 향이 오래가서 '칠포유여향'(일곱번 물을 끓여도 향기가 남아 있다)이라는 찬사를 듣기도 한다.

대체로 기온이 높은 고산지역에서 생산된 것이 수색과 향, 맛이 진해 품질이 좋다. 일교차가 큰 지역에서 차의 향기가 더욱 강해진다고 하는데 명차에 속하는 대부분의 오룡차가 해발 1500~2000m의 고지대에서 생산되는 이유가 그것이다. 오룡차는 지역에 따라 여러 종류로 구분된다. 흔히 민남오룡, 민북오룡, 광동오룡廣東烏龍 대만오룡臺灣烏龍 등 네 종류로 압축되는데 이중 민남은 오룡차의 발원지로 점차 민북과 대만 등지로 퍼져 나갔다. 요즘에는 오룡차가 중국에서보다 대만에서 더 큰 인기를 누리고 있다고 한다.

　동정오룡차 생산이 대만의 국책사업으로까지 승격되어 있을 정도라니 그 중요성이 어느 정도인지 짐작할만한 일이다.

　만일 여러분 중에 대만산 오룡차를 구입할 기회가 있다면 필히 눈여겨 보아둘 것이 있다.

　대만에서는 차의 정보가 포장의 겉면에 인쇄되어 있는데 거기서 차의 등급을 알 수 있다. 바로 그림으로 표현된 매화를 보면 된다. 매화의 개수가 많을수록 품질이 좋은 차이고 붉은 색은 반발효차, 암홍색은 발효차를 뜻한다. 참고로 몸이 차거나 위장이 약한 사람은 발효차를 마시는 것이 좋다.

　알려진 오룡차의 효능은, 이뇨와 해독작용이 뛰어나며, 화분병이나 천식에 의한 알레르기 증상을 억제시킨다고 한다. 이에 대한 연구결과를 보면 녹차나 홍차보다 오히려 더 효과가 있는 것을 알 수 있다. 이것은 오룡차에 함유된 카테킨이라는 성분 때문이다. 일본의 한 대학연구진들의 발표에 의하면 오룡차를 하루 세 컵씩 마시면 아토피성 피부염 증상을 완화시킬 수 있다고 한다. 이들은 백 명이 넘는 사람들의 임상실험을 통해 이 같은 사실을 입증했다고 한다.

　그리고 오룡차를 자주 마시는 중국인들은 아무리 지방이 많은 고칼로리의 음식을 먹어도 살이 찌지 않는다고 한다. 좀 과장된 말일지는 모르나 어찌됐든 오룡차가 몸에 좋은 차임에는 분명한듯 하다.

▶▷ 사랑을 부르는 묘약, '자스민차'

'만리향차'로 더 잘 알려진 자스민차는 중국 음식점에 가면 으레 요리와 함께 나오는 차로 매우 서민적이면서 우리에게 친숙한 차이다. 또한 중국인들이 가장 많이 마시는 차이기도 하다. 그들은 자스민차를 숭늉처럼 생각해서 따로 차를 마시고 있다는 느낌이 없다고 한다. 일반 대중들이 선호하는 차이므로 가격도 싸고 품질도 다양하다. 그리고 거의 대부분이 진품에 속한다. 차의 원료인 자스민꽃의 주산지는 광서성 방성항이다. 방성항에는 드넓은 자스민 농장이 있다.

그곳은 가히 중국 최대라 해도 손색이 없을 규모의 어마어마한 자스민 산지인데 한 여행자의 말에 의하면 자스민이 활짝 핀 계절에 방성항을 찾으면 농장에 가지 않아도 바람결에 꽃향이 날아와 어디에서든 자스민의 향기를 맡을 수 있다고 한다. 약간 과장이 섞인 말이겠지만 그 규모가 어느 정도인지 가늠케 하는 표현이다.

방성항은 일년 내내 햇볕이 잘 들고 따뜻하며 강우량이 풍부해 최적의 생산조건을 갖고 있다고 한다. 또한 그곳 사람들은 매우 친절하고 인심이 좋기로 유명하다.

그것은 자스민에 함유된 항우울제 성분이 사람들에게 즐거움과 낙천적인 성격을 갖게 해 마음을 평화롭게 만들기 때문이라는 것. 자스민은 치료제로서 정서적인 질환에도 좋은 약리효과가 있다고 한다.

만일 우울증이 생겨 마음이 심란하다거나 모든 일에 무기력하다고 느껴지는 사람이 있다면 자스민차를 마셔보는 것도 좋을듯 하다. 자스민 꽃은 일찍이 '사랑의 꽃'으로도 유명하다. 그와 관련해 인도에서 전해오는 옛 이야기가 있다.

한 소심한 청년이 있었는데 그는 마음속에 몰래 짝사랑하는 여인이 한 명 있었다. 그 여인은 평소 너무나 냉담하고 차가워 청년은 접근할 엄두조차 못 내고 마음속으로만 애타게 그리워하며 살아갈 수밖에 없었다. 때문에 날이 갈수록 점점 야위어가고 초췌해져 가던 청년은 급기야 상사병에 걸려 시름시름 앓게 되었다. 그러던 어느 날, 거울을 들여다본 청년은 몰라보게 형편없어진 자신의 모습을 보고 놀라서 생각하길 '이러다가 그녀의 얼굴도 못보고 죽겠구나.' 하며 한탄했다. 그날 밤, 청년은 마지막 힘을 내어 일어나 밖으로 나왔다. 그리고는 들판에 나가 여인에게 바칠 자스민 꽃을 꺾기 시작했다.

은은한 별빛이 가득한 새벽 녘, 청년은 한아름의 자스민 꽃다발을 들고 그 여인이 사는 집을 찾았다. 하지만 그런다고 없던 용기가 생길 리 만무했다. 청년은 여인의 방 창문 앞에 서서 곱게 잠든 여인의 아름다운 모습만을 바라보다가 결국 죽고 말았다. 이튿날, 여인은 잠에서 깨어 자신의 창문 앞에 놓여진 한아름의 자스민 꽃다발을 발견했다. 그리고 보니 방안 가득 꽃향기가 넘실대는 이유를 알 수 있었다. 여인은 진한 꽃향기에 넋을 잃고 취해 눈을 감았다.

마음이 평화로워지고 불현듯 사랑의 감정이 밀려오는 것을 느낄 수 있었다. 얼마 후 감았던 눈을 뜨자 세상이 완전히 달라 보였다. 너무나 아름다웠던 것이다. 그런데 여인의 눈에 비친 세상의 아름다운 풍경 속에 한 잠든 청년의 모습이 보였다.

　순수하고 지극히 평화로운 얼굴을 지닌 청년이었다. 여인은 단숨에 사랑의 감정이 복받쳐 올라왔다. 처음으로 느낀 불같은 열정이었다. 여인은 순간 밀려든 감정을 절제할 수 없어 창문을 넘어 청년에게로 갔다. 그러나 이미 싸늘한 주검 뿐. 여인이 마악 사랑하기 시작한 청년의 숨은 이미 끊어진 후였던 것이다.

　갑자기 찾아온 불같은 사랑과 싸늘한 죽음 앞에 혼란스러워 하던 여인은 결국 미쳐버리고 말았다. 그리고 그 여인 또한 자스민 꽃을 머리에 꽂고 여기저기 떠돌아다니다 죽었다고 한다. 이후, 인도에서는 연인에게 자스민 꽃을 선물 받으면 머리에 꽂아 변함없는 사랑의 상징으로 삼게 되었다.

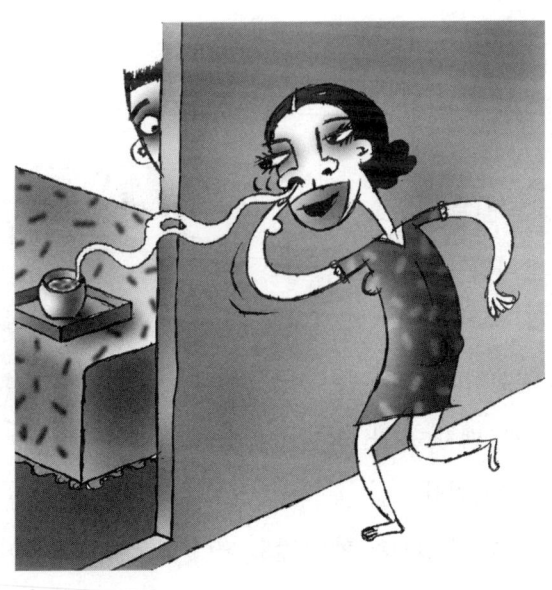

자스민의 향기는 열정적인 사랑을 뜻한다. 자스민차茉莉花茶는 화차花茶라는 명칭이 무색할 정도로 향기로워 아예 향기조각이란 의미의 '향편차香片茶' 라 불리기도 한다.

특히 여성이 마시면 좋은 이 차는 출산과 젖의 분비를 촉진하고 분만 후 회복을 돕기 위한 마사지용으로도 좋다. 또한 몸을 따뜻하고 부드럽게 하며 경련을 진정시키는데 몸에 바르는 향료로 사용할 경우에는 매우 강한 자극이 있으므로 주의해야 한다. 하지만 적당량을 사용하면 아토피성 피부염과 기타 피부질환에 도움이 된다. 아침, 저녁으로 하루에 두 번 정도 마시면 몸에 좋은 비타민 등의 영양소를 섭취할 수 있다.

사랑하는 연인에게 금세 시들고 마는 자스민 꽃보다 자스민 차를 한번 선물해 보자. 인도의 전설처럼 그 향기에 중독된 연인이 그대에게 사로잡혀 사랑의 포로가 될 지도 모를 일이니.

▶▷ 백가지 병을 고친다는 차, '백호은침'

중국의 차는 보통 제조과정에서의 발효도와 제품의 색상에 따라 구분하는데 엽차와 암흑차로 크게 나뉜다. 보통 우리가 알고 있는 것이 엽차에 의한 분류이다. 엽차에는 다섯 종류가 있다. 녹차, 청차, 백차, 홍차, 화차이다. 그중 제일 생소한 종류가 백차이다.

백차白茶는 차 잎 전체가 흰 솜털로 덮여 있으며 비교적 다른 차에 비해 발효도가 약한 편이다. 차 잎이 은색이며 끓였을 때 향기가 맑고 청아해 단아한 맛을 풍긴다. 우려내면 담황색의 우아한 빛을 낸다.

주산지는 복건성과 정화, 복정인데 소량만이 생산돼 귀한 차로 대접받고 있다. 백차 중에서도 명품으로 꼽히는 차가 백호은침차白毫銀針茶이다.

옛날 이 차를 황제에게 헌사했다는 이야기도 전해 내려온다. 또한 중국의 10대 명차에 속하며 값이 비싼데다가 진품을 구하기도 쉽지 않다.

백호은침의 내력을 다룬 재미있는 전설이 있다.

아주 먼 옛날, 어느 해에 정화 일대에 지독한 가뭄이 들어 역질이 번졌다고 한다. 날이 갈수록 죽어나가는 사람이 늘어하고 병든 자의 수도 헤아릴 수 없을 지경이 되었는데 떠도는 소문에 의하면 동궁산에 용이 사는 우물 옆으로 몇 그루의 선초仙草가 자라고 있어 그 풀의 즙을 내서 마시면 백가지의 병을 치료할 수 있고, 그것을 들에 뿌리면 곧 물이 솟아난다고 했다. 이것을 전해들은 청년 몇몇이 선초를 구하러 떠났으나 도통 돌아오는 사람이 없었다. 그러던 중 그 마을에 한 용감한 삼남매가 나서서 선초를 구하러 가는 일행의 뒤를 따랐다. 며칠 후, 삼남매는 유일하게 살아서 돌아왔다.

갖은 고난을 다 겪어내고 천신만고 끝에 선초의 씨앗을 구해온 것이다. 곧바로 산과 들에 씨앗을 뿌리자 사방에서 물이 솟으며 가뭄이 끝나고 귀한 선초가 곳곳에 무성히 자라 올랐다. 사람들이 그 즙을 내어 마신 후 비로소 역질의 고통에서 벗어날 수 있었다.

나중에 선초가 자라 차나무가 되었는데 그것이 '백호은침'이었다고 한다.

백호은침은 봄에 나온 어린 싹을 따서 만든다. 찻잎이 은백색을 띤다고 해서 중국에서는 은침백호, 은침, 백호로 알려져 있다가 현재는 '백호은침'이라는 이름으로 통일되었다. 주산지는 복정현과 정화현이다. 이 두곳에서 생산되는 복정대백차와 정화대백차의 품종으로 백호은침차가 만들어진다. 그러나 요즘은 대만에서도 일부 소량이 생산되고 있다.

차 싹은 통통하고 바늘처럼 뾰족하며 길다. 1인치 정도의 길이에 흰 솜털이 덮혀있고 촉감이 부드럽다.

찻잔에 백호은침을 넣고 물을 부으면 바늘처럼 뾰족한 찻잎이 하나씩 세워져 아래위로 오르내리는데 그것을 보며 마시는 운치도 색다른 묘미이다. 또한 맛이 깨끗하고 향기는 은은하며 찻물은 연한 살구 빛이 돈다. 그리고 녹차보다 오래 묵혀 저장해도 향미가 그대로다.

상등품에 속하는 백호은침은 일창일기를 따며, 제다방법은 녹차와 비슷하나 녹차처럼 비비지는 않는다. 약리적인 효과로는 눈을 밝게 하고, 열을 내리는 효과가 있어 '대화병'을 치료할 수 있다고 한다. 그리고 위와 쓸개에도 좋아 한약재로 많이 쓰인다.

▶▷ 관음상을 닮은 차, '철관음'

'철관음鐵觀音'이라는 차의 이름을 대하고 편자가 가장 먼저 느꼈던 것은 불심佛心이었다. 자비로운 관음보살의 미소가 떠오르지 않을 수 없다. 그런데 앞의 철鐵이라는 한자에서는 조금 당혹감이 느껴졌다.

한때 영국의 대처수상을 '철의 여인' 이라 해서 강하고 차가운 이미지를 부각시켰던 것처럼 이 차에도 그런 면이 있어서 '철관음' 이라 명명한 것인지 의아했기 때문이다. 그러나 그 의문은 얼마가지 않아 풀렸다.

철관음차의 유래가 소개된 한 책자를 보고 난 후였는데 거기에는 왜 차의 이름이 철관음인지에 대해 전해오는 여러 설을 근거해 비교적 자세히 소개돼 있었다. 그 중에서 나름대로 신빙성이 있어 보이는 내용을 소개한다.

중국 복건성 안계현에 한 농부가 살았는데 매일 관음상에 차를 공양하다가 우연히 관음상 옆 바위 사이에서 심상치 않은 나무 하나를 발견했다. 태양을 뒤로하고 서있는 나무의 모양이 마치 관음상처럼 빛나고 있었던 것이다.

농부는 순간 그것이 보통 나무가 아님을 직감할 수 있었다. 바로 자신의 집으로 옮겨 심은 후, 나중에 그 잎을 따서 차를 만들어 보았더니 맛이 진하면서 부드럽고 뒷맛이 달았다.

거기에 향기까지 일품이었다. 때문에 농부는 그것이 관음이 내려주신 차나무라 믿고, 이름을 철관음이라 지었다 한다.

앞의 '철' 은 차나무의 잎이 철과 같이 검고 무겁다 하여 덧붙여진 것이다.

이 이야기가 사실인지는 알 수는 없으나 어쨌든 철관음의 주산지는 그 농부가 살았다는 복건성의 안계현이다.

흔히 철관음을 '안계철관음'이라고 하는 이유도 그 때문이다. 안계현은 산이 많고 기후가 온화하며 강우량이 풍부해 좋은 생산조건을 두루 갖춘 곳이다.

안계철관음차는 발효 정도가 70~80%이며 일반 오룡차보다 향기가 맑고 고소하다. 또한 마신 후에는 입안에 과일의 향기가 감도는데 이 향기를 다른 향기와 구분해 철음운鐵音韻이라 한다.

모양은 대만의 오룡차와 비슷하지만 결구가 거칠게 말아져 있는 특징이 있다. 차의 탕색은 관음처럼 금빛이 도는 선명한 등황색이고 잎은 두텁다.

녹차와 발효차의 실용성을 함께 갖춘 철관음은 오룡차처럼 여러 번 우려내도 향미가 변하지 않는다. 찻잎은 계절마다 총 4번을 따는데 차의 품질은 봄의 입하 전후에 따는 춘차가 제일 좋고, 백로 전후에 따는 추차도 향기가 뛰어나 '추향차'로 불리고 있다.

예로부터 학식과 지조가 높은 선비들이 주로 즐겼다는 철관음은 정신을 맑게 하고 피로회복에 효과가 있다. 우리나라 사람들의 입맛에도 잘 맞아 편하게 마실 수 있는 차이다.

다양한 차를 구비해 놓고 파는 전통 찻집이나 차 전문점에 가면 쉽게 구할 수 있는 차이다. 요즘은 인터넷 사이트에서도 여러 중국의 명차들을 접할 수 있게 되었다. 하지만 속지 않으려면 현지의 산지에서 직접 구매하는 것이 좋다.

철관음을 마실 때는 섭씨 90도에서 100도 정도의 약간 뜨거운 물을 사용하는 것이 좋다.

온도가 높을수록 향기가 더 맑고 맛이 고소해지기 때문이다. 그리고 꾸준히 장복하면 속을 따뜻하게 해주어서 냉한 체질을 갖고 있는 사람들에게 특히 권할만하다.

▶▷ 차 종주국의 자존심, '기문홍차'

커피 다음으로 세계인들이 가장 많이 마시는 차가 있다면 바로 '홍차'일 것이다. 요즘 신세대들 중에는 홍차를 서양의 차로 잘못 인식하고 있는 경우가 많다. 이러한 현상은 대중음료로 널리 알려진 실론티며 밀크티, 영국의 홍차 브랜드인 립튼 같은 용어들이 우리의 생활 속에 친숙하게 자리잡아 길들여져 있는 탓이다. 하지만 차의 역사를 더듬어 보면 역시 홍차가 중국 고유의 차임을 인정할 수밖에 없게 된다. 세계 각지의 홍차 생산은 모두 중국에서 그 제조방법이나 묘목이 전래된 것이기 때문이다.

종주국 중국에서는 아직도 전통의 제다법으로 홍차를 생산한다. 그 대표적인 차가 '기문홍차祈門紅茶'이다. 옛날 중국에서 홍차를 들여와 새로운 신식기술로 자신들의 홍차를 개발했던 영국에서도 이 기문홍차의 향미만은 결코 흉내낼 수 없었다 한다.

영국의 황실에서 특별히 주문한 '기문홍차'를 마셨다는 얘기는 지금도 유명한 에피소드로 남아있다. 이 차는 중국의 10대 명차 중 유일하게 반열에 오른 홍차로서 중국뿐 아니라 세계로부터도 인정을 받고 있는 세계적인 명차이다.

기문祁門은 안휘성安徽省에 속한 한 현을 말한다. 기문홍차를 줄여 '기홍' 이라 부르기도 한다. 기홍은 맛이 달콤할 뿐만 아니라 과일향 같은 향기가 오랫동안 입안에 남아도는 특성이 있다. 이 향기를 가리켜 '기홍향祁紅香'이라 한다. 석학들의 연구 논문을 보면 기홍향의 종류가 무려 스무 가지를 넘는다고 하니 매우 야릇한 향을 가진 차라고 볼 수 있다. 외형은 끝이 뾰족하고 가늘며 우려낸 탕색은 마치 이글이글 타오르는 불처럼 선명한 붉은 색을 띤다.

기홍은 4월부터 9월까지 찻잎을 따서 일창일기와 일창이기의 찻잎으로 만들어진다. 보통 일창일기의 차는 20% 정도이며 일창이기로 만들어진 차는 50%를 차지한다.

기홍은 어린잎으로 만들어지며, 제다 과정은 시들리고, 비벼서, 발효하고, 말리는 순이다.

기홍은 안휘성 남쪽에서 생산되는 차이다. 그 이전에 복건성 일대에서 먼저 생산되었는데 그 제다 방법이 1875년을 전후로 안휘성의 기문 일대에 전해졌다고 한다. 이후 19세기경에 인도와 스리랑카로 전해져 홍차의 세계화가 시작되었다.

홍차의 유래를 보면 처음에는 서양의 상인들이 중국에서 녹차를 수입했는데 본국으로 이동하는 동안 녹차가 발효되어 홍차가 되었다는 이야기가 있다. 하지만 이미 당시 중국에는 홍차가 존재하고 있었으니 별로 믿을 만한 얘기는 아닌 듯 하다.

지금의 세계 시장에 본격적인 진출로를 만든 영국에 처음 홍차가 유입된 것은 1600년경이다. 스페인의 한 공주가 영국 황실의 며느리가 되면서 모국에서 마시던 홍차를 가지고 간 후부터라고 전해온다. 이후 인도와 스리랑카 등이 영국의 식민지가 되면서 중국과 무역을 통해 차종자를 들여가 직접 재배하기 시작했다.

우리가 한번쯤 마셔보았을 대중음료 '실론티'는 원래 스리랑카 산의 홍차를 이르는 말이다. 중국의 전통 홍차와 달리 약간의 첨가물을 가미해 맛을 현대적으로 바꾼 대중적인 홍차음료는 요즘도 일반인들에게 인기를 누리고 있다. 홍차에 우유를 타서 가공한 '밀크티'나 얼음을 넣어 시원하게 한 '아이스티'가 대표적이다.

종주국인 중국보다 오히려 영국에서 더 대접을 받는 이 홍차는 '친구가 되자'는 의미로 '오후에 홍차를 마시러 오라'는 말이 있을 정도로 보편화가 되었다.

홍차에는 세균을 억제하는 작용과 해독, 살균 작용이 있어 이질, 장티푸스 같은 전염성 질병에 효력을 발휘한다. 또한 적당량을 마시면 홍차 내에 있는 카페인 성분이 혈액순환을 도와 심장활동을 원활하게 해 강심제의 기능을 발휘하기도 한다.

매사 활력이 없고, 수동적이며, 대수롭지 않은 일에도 잘 놀라는 사람들이 꾸준히 음용하면 활력과 자신감을 얻을 수 있다. 그밖에 체내 노폐물을 배출해주는 이뇨작용, 염증을 가라앉혀주는 소염효과도 있다. 당뇨병이나 동맥경화, 비만증 같은 생활습관병을 갖고 있는 사람에게도 좋다. 한 세기를 주름잡았던 프랑스의 장군, 나폴레옹은 홍차를 매우 좋아해서 그가 지휘하는 군대에 따로 홍차병을 두고 전투 중에도 수시로 홍차를 배달시켜 먹었다는 일화가 있다.

'기문홍차'는 인도의 '다즐링', 스리랑카의 '우바'와 함께 세계의 3대 홍차로 일컬어진다.

▶▷ 산삼보다 귀한 차, '무이대홍포'

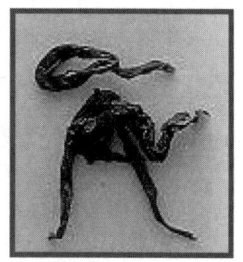

중국의 명차들에는 많은 수식어구가 붙는다. 그 중에서도 가장 큰 애칭을 갖고 있는 차가 '대홍포大紅袍'이다. 세계의 다인茶人들은 대홍포를 가리켜 '차의 왕'이라 하고 중국에서는 '암차지왕岩茶之王'이란 표현을 쓴다. 세상에서 대홍포를 생산하는 차나무는 단 여섯 그루가 있다고 알려져 있으며 그 중 네 그루는 복건성 무이산의 험준한 절벽에 자라고 있다.

연간 생산되는 양이 겨우 500g에 불과하다고 하니 얼마나 귀한 차인가를 짐작해 볼 수 있다.

쉽게 말해 우리나라의 산삼과 같은 차인 것이다. 이 대홍포는 구하기도 어렵지만 설령 구한다 해도 100g에 몇 천만 원을 호가한다고 한다. 맛은 달콤하며 보통 오룡차보다 향기가 진하고 그윽하다. 특히 과일처럼 단맛과 감칠맛이 나는 것이 특징이다.

대홍포는 유일하게 무이산에서만 생산돼 흔히 '무이대홍포'라 불려진다. 대홍포라는 말은 이른 봄 찻잎이 날 때쯤 멀리서 바라보면 차나무에 붉은 홍색이 활활 타오르는 것처럼 보여 홍포紅袍가 씌워진 듯하다고 하여 얻게 된 이름이다. 여기서 홍포는 왕이 걸치던 옷을 의미한다. 무이대홍포에 관한 전설이 이를 뒷받침한다.

한 선비가 과거시험을 보기 위해 무이산을 지나다 병이 생겼다. 점점 상태가 나빠져 죽을 지경이 되었는데 마침 다행히도 그 앞을 지나던 스님에게 발견되었다.

스님은 절벽에 있는 차를 따와 선비에게 먹였다. 그랬더니 이상하게도 선비의 병이 씻은 듯 낫게 되었다. 그 덕택에 무사히 산을 넘어 과거시험을 보러간 선비는 과거에 장원을 해 왕의 부마로 책봉되었다. 그러던 어느 날, 왕비가 불치의 병에 걸려 눕게 되었다. 갖은 약을 쓰고 명의를 불러 치료했으나 아무 효험이 없었다. 이때 부마가 과거의 일을 떠올려 무이산을 찾아갔다.

스님에게 신비의 차를 구하기 위해서였다. 얼마후 부마가 차를 구해와 왕비에게 먹였더니 병이 금세 완쾌되었다. 이것을 보고 감탄한 왕은 곧바로 무이산을 찾아가 신비의 차나무에 답례로 자신의 홍포를 벗어 덮어주었다. 그러자 이상하게도 차나무는 점점 말라 가기 시작했다. 이것을 알게 된 부마가 다시 홍포를 걷어내자 차나무가 예전의 활기를 띠며 아름답게 되살아났다.

그후 차나무는 국가의 유물로 지정되었다고 한다. 이 내력처럼 무이대홍포는 거의 전량이 중국정부에 귀속된다. 국빈이나 외국의 통치

자가 방문했을 때만 내놓는 접대용으로 쓰인다고 한다. 하지만 진귀한 차라고 일반인들이 아주 맛을 볼 수 없는 것은 아니다.

이 차의 명성이 알려지면서 이미 연구진에 의해 모수母樹의 일부를 채취하는 방법으로 대량생산이 가능해졌기 때문이다. 유관 전문가들의 평가에 의하면 진품인 대홍포와 비교해 품질 면에서도 전혀 손색이 없다고 한다. 현재 시중에 출시되어 있으니 구하고자 하는 마음만 있다면 어렵지 않게 명차 대홍포의 맛을 음미할 수 있을 것이다.

무이대홍포는 매년 5월 중순경에 찻잎을 따는데 암벽에 높은 사다리를 놓고 올라가 작업을 한다. 소출이 극히 적은 관계로 전량 수작업 가공을 거친다고 한다.

빛깔은 암갈색이고 무거운 바위의 향기가 나며 맛이 독특하고 순하다. 또한 신기한 약리 효과도 있는데 오래된 문헌의 기록을 보면 '무이암차는 성질이 온화해 차지 않으며, 정신을 맑게 하고, 위를 건강하게 하며, 소화를 돕는다. 그리고 기를 돋구며, 눈을 밝게 하고, 생각을 도우며, 몸을 가볍게 하고, 노화를 방지한다. 무이암차를 장복하면 몸과 마음이 건강해지고 장수하게 된다'고 한다.

대홍포가 생산되는 무이암은 풍경이 수려해 일찍이 시인묵객들에게 '지상의 선경'이라는 찬사를 얻기도 했다. 따라서 바위틈에서 자라는 암차에 더 이상 좋을 수 없는 천혜의 자연환경을 갖추었다고 볼 수 있다. 암벽의 강한 기운과 깨끗한 이슬을 마시고 자란 대홍포를 차의 왕이라 칭하는 이유는 여기에 있다.

제 2장 명주名酒

1. 중국의 술 문화

중국인들이 물과 차, 다음으로 가장 많이 마시는 것이 있다면 그것은 단연, 술이다. 남녀를 막론하고 세계적으로 술을 많이 마시는 민족으로도 유명하다. 때문에 차 문화처럼 술의 문화도 그에 걸맞는 깊이와 다양함을 갖고 있는데 술의 역사가 4000년이나 된 것만 보아도 알 수 있다.

중국의 유서 깊은 도시에는 어김없이 그 지방을 대표하는 전통의 술이 있다. 오래된 고유의 제조비법을 면면히 계승하며 발전시켜온 중국의 술 문화는 세계적인 그들의 자랑거리임이 틀림없다. 술의 종류 또한 엄청나서 알려진 것만도 4500종이 넘는데 각 지방의 특산주 외에 집집마다 직접 담가 마시는 가전주까지 포함하면 그 수를 헤아릴 수도 없을 정도다.

중국 북방지역은 추운 기후로 인해 독주가 발달되어 있고 남방지역은 순한 양조주 그리고 내륙지역은 한방비법을 가미한 혼성주를 즐겨 마신다.

하지만 이처럼 발달된 술 문화에도 불구하고 그들의 음주습관은 매우 절제되어 있다. 아무리 도수가 높은 술을 마시고, 경치가 좋은 야외에 나와 있더라도 분위기에 취해 과음을 하거나 주정을 하는 사람을 거의 찾아볼 수 없다. 술로 인해 풍기를 문란하게 하는 이도 없다. 완전하다고는 할 수 없으나 그 확률이 우리나라에 비한다면 매우 미미하다 할 수 있다.

차와 함께 다도茶道가 발달했다면 술과 더불어 주도酒道가 발달한 나라인 것이다. 또한 자연에 동화되어 술을 즐길 줄 알고 그 술로 인해 예술의 경지에 이를 수 있는 진정한 의미의 풍류객이 많은 나라가 중국이다. 일찍이 시인 이태백은 술에 취해 물 속에 비친 달을 잡으려 하다 죽었으며, 그 못지 않게 도연명도 술에 취해 시를 지었다고 전해온다.

그러나 중국인들에게 술의 의미는 쾌락과 도취에 국한돼 있지 않다. 질병을 예방하고 치료하는 목적의 의약품으로도 사용된다. 한서漢書, 식화지食貨紙에는 '주위백약지장酒爲百藥之長'이라 해서 '술은 백약 중의 으뜸이다'라고 했다. 이들이 차와 함께 술을 장수의 비결로 꼽는 이유이다.

중국 술은 서양 술에 비해 아무리 도수가 높아도 숙취가 오래가지 않는다고 한다. 이것은 곡물을 원료로 해서 일체 인공의 화학성분이 가미되지 않고 천연의 재료로 숙성되기 때문이다. 대체로 이름이 나 있는 명주名酒의 개성 있는 전통 주조법들이 이를 증명한다고 할 수 있다. 해마다 주류 품평회를 통해 명주를 가리는데 여기서는 그 중에서 우위를 차지한 대표적인 명주를 소개한다.

▶▷ 세계가 인정한 대표적 명주, '마오타이주茅臺酒'

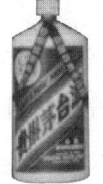

자타가 공인하는 애주가라면 한번쯤 마셔 보았음직한 중국 술, 마오타이주는 스카치위스키, 꼬냑과 함께 세계 3대 명주에 꼽히는 유명한 술이다.

중국에서도 '명주' 칭호를 받는 이 술은 세계 주류 선발대회에서도 1등을 했으며 그 외의 수상경력도 매우 화려한 중화민국의 대표급 술이다. 때문에 '국주國酒'라는 호칭으로 불리기도 한다. 또한 중국인들 스스로 그들의 혼을 승화시켜 빚어낸 예술품이라 서슴없이 말한다.

중국 본토에서 이 술에 대한 험담(?)을 했을 경우 현지 애주가들에 의한 추방을 불사할 각오가 돼있지 않으면 안될 정도다. 그들에게는 곧 인격모독으로 간주될 수 있기 때문이다. 그만큼 중국인들의 마오타이주에 대한 자부심은 대단하다.

마오타이라는 명칭은 청나라 초기 귀주성의 '마오타이'라는 거리의 이름을 따서 지어진 것이다. 기록에 의하면 수수를 원료로 하고 밀 누룩을 써서 일종의 소주를 양조한 것이 시초였다고 한다. 그러나 개량을 거듭해 지금은 고원지대의 질 좋은 고량을 원료로 순수 보리누룩을 발효시켜 9번의 증류를 거쳐 3년이상 숙성시킨 후 만들어진다.

　숙성 후에 배합과 포장의 과정을 거친 후 엄격한 검사를 거쳐 합격품만 출고된다.

　마오타이주를 만들 때 사용하는 물은 매우 수질이 좋아서 술이 더 향기롭고 달다고 한다. 이 술은 해발 440m 고원지대의 분지에서 생산되는데 그곳의 기후와 자연환경은 누룩의 발효와 숙성에 매우 유리한 조건을 갖고 있다. 때문에 미생물의 활동이 활발해져 그만큼 향기가 좋아지므로 근본적인 술의 맛 역시 월등해질 수밖에 없는 것이다. 다른 지방에서도 이 제조법을 도입해 술을 만들지만 원산지에서 생산되는 마오타이주의 맛을 따라갈 수 없다고 한다.

　그 외 명주를 만들기 위한 정성은 끝이 없는데 술의 숙성과 향기의 순도를 높이기 위해 술을 저장하는 저장고의 관리에도 항상 까다로운 손길이 미친다. 매일 통기성과 온도를 검사함은 물론이고 술항아리의 용량과 밀봉기술까지 엄격하게 규제된다.

　그러므로 110여 종에 달한다는 마오타이주의 독특한 향기는 이 모든 공정을 거치는 과정에서 자연적으로 생겨난 결과물이라 할 수 있을 것이다. 이것을 통틀어 모향茅香이라 하는데 다른 술에서 느낄 수 없는 이색적인 향기이다. 맛은 진하나 그리 독하다는 느낌은 주지 않고 마신 후 입에 단맛이 남는 특징이 있다. 알콜 도수는 55도에 이르지만 역대 명주로 뽑힌 술 가운데 가장 낮은 수치이다.

마오타이주는 또한 각종 육류요리와도 잘 어울리고 숙취도 없는 고급주여서 중국 정부의 공식만찬이나 국빈을 접대하는 연회 시에 빠지지 않고 반드시 나오는 술이다.

양국간에 상호 국교정상화를 위해 미국의 닉슨 대통령이 중국을 방문했을 때, 모택동에게 마오타이주를 대접받고 원샷을 했다는 얘기는 유명한 일화로 남아있다. 그밖에 옛날 진시황이나 양귀비도 이 술을 애음했다고 전해져 오며 북한의 김일성이 응접실에 늘 마오타이주를 놓고 손님을 만났다는 이야기도 있다.

▶▷ 인기 있는 백주, '오량액五粮液'

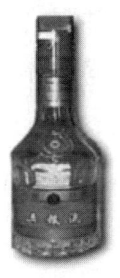

마오타이와 함께 중국을 대표하는 명주로 오량액을 꼽을 수 있다. 오량액은 다섯 가지의 곡물(고량, 쌀, 소맥, 옥수수, 찹쌀)로 만들어지는 백주이다. 오량액 중에서도 사천성 의빈시宜賓市에서 만든 술을 최고로 치는데 의빈시의 양조 역사는 3000년이 넘었다고 전해온다.

명나라 초부터 생산되었다는 이 술은 처음 빚은 사람이 진씨陳氏라고만 알려져 있다. 수백년 동안 제조법이 진씨 가문의 비방으로 전해져 오다 대량 생산된 이후로 성분과 질이 달라져 오늘날에 이른 것이다. 진품 오량액의 독특한 맛과 향은 곡식 혼합비율과 가미되는 소량의 약재에 그 비결이 있다. 이것은 소수의 사람만이 아는 일급비밀로서 진품의 확산을 방지하는 데 그 목적이 있다고 한다.

오량액은 150년 전 다섯가지의 곡식으로 술이 만들어져서 잡량주雜糧酒라는 명칭으로 불려졌다. 의빈시 박물관에는 아직도 잡량주 기술 비방이 보관되어 있다. 오량액이라는 명칭으로 불려 진 것은 1929년이 되어서였다고 한다.

오량액은 또한 중국의 증류주 가운데 가장 판매량이 많은 술이다. 해마다 열리는 주류품평회에서 마오타이주와 함께 쌍벽을 이루는 술이기도 하다. 국내외의 이름 있는 술 전시회에서의 수상경력도 만만치 않은데 1956년 곡주질량감정회에서 농향형 술부문 1등상을 차지하기도 했다.

현재는 15가지 곡물을 이용해 술을 빚으며 술맛은 순하고 마시고 난 후 숙취가 없는 것이 특징이다. 지금도 명나라와 청나라 때 건설한 술 저장고가 있다고 하니 중국인의 이 술에 대한 애착과 사랑을 짐작해 볼 수 있다.

▶▷ 중국인들의 흥취를 돋구는 '소흥주'

중국 여행을 제대로 하려면 꼭 한번 들러봐야 할 곳이 있다. 바로 소흥이다. 이곳은 도시 면적의 10%가 운하여서 '동양의 베니스'라고 불리는 곳이다.

중국의 대문호인 노신과 중국인의 정신적인 지주, 주은래 총리가 태어난 고향으로 잘 알려져 있다. 또한 춘추 전국시대에는 월越나라의 도읍지이기도 했는데 고사성어 '와신상담臥薪嘗膽'의 유래가 된 현장이기도 하다. 특히 소흥 하면 빼놓을 수 없는 것이 '소흥주'이다. 소흥주는 소흥의 지명을 따서 붙여진 이름으로 중국 8대 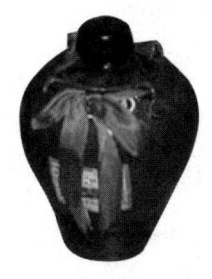 명주 중의 하나로 꼽힌다. 또한 중국 황주 중 가장 오래된 술인데 장장 그 역사가 4000년에 이른다고 한다.

소흥주는 찹쌀을 주원료로 해서 만든 발효주이다. 물은 짠맛이 감도는 호수의 감호를 사용한다. 발효기간이 길수록 상품가치 또한 높아지므로 서양의 포도주처럼 오래 묵혀 숙성하는 술이다.

제조방법은 찹쌀에 주약과 보리누룩, 경우에 따라 감초와 다른 재료를 배합하는 복합발효법을 이용해 양조하는데 공개되지 않은 비전의 양조기술이 더 추가해 들어간다고 한다. 하지만 유관 기술자가 아닌 일반인들은 그 비법을 알 수가 없다. 저장법은 옛날 방법 그대로 항아리에 밀봉해 보관한다.

소흥지방에서는 딸을 낳으면 그해에 소출한 신선한 원료들로 소흥주를 담가 놓는다고 한다. 그래서 딸이 출가를 할 때 처음으로 개봉하여 이웃들과 함께 나눠 마시는 풍습이 있다. 마치 과거, 우리나라에서 딸을 낳으면 오동나무를 심었다는 얘기와도 비슷하다.

하지만 우리가 오동나무를 살림 밑천용으로 심었던 것과는 달리 진심으로 딸의 결혼을 축하하고 기쁨을 나눈다는 의미에서 다른 점이

엿보인다.

　잘 발효된 소흥주의 빛깔은 황색 또는 암적색을 띤다. 포도주가 서양 요리를 할 때 유용하게 쓰이는 것처럼 이 소흥주 또한 중국요리의 향과 맛을 내는 중요한 역할을 하는데 그중 별미가 바로 항주의 음식, '동파육'이다. 그리고 '상하이 게'를 먹을 때도 꼭 소흥주를 곁들인다.

　우리가 삼겹살을 먹을 때 소주를 마셔야 제맛을 느낄 수 있는 것처럼 상하이 게에는 소흥주가 안성마춤이다. 그밖에 소흥주와 궁합이 맞는 음식은 여러 가지가 있다.

　알콜도수가 15~18도로 비교적 다른 중국 술에 비해 저알콜의 술에 속하는 이 소흥주는 식사 시에 반주용으로 적격이다. 통상 우리나라의 청주와 급이 같다고 보면 된다.

　흔히 '라오주'라고 부르는 노주老酒는 소흥주를 오래 묵힌 것을 이르는 술이다. 소흥주는 제조법에 따라 그 술의 명칭이 달라지는데 그중에서도 최고급에 속하는 술로 '소흥선양주'가 있다. 또한 물의 사용량, 누룩과 쌀의 사용량에 따라 가반주, 화조주, 임반주 등으로 나뉜다.

　'소흥선양주'는 3년 이상 저장한 소흥주를 다시 담근 술로 '술을 원료로 한 술'이라 해서 호사스러운 술로 정평이 나 있다.

　그러나 대부분의 소흥주는 매우 대중적이고 일반적이어서 구입해 마시는 데 별 부담이 없다. 선물용으로 가격이 마오타이주의 20분의 1 정도밖에 안 된다고 한다.

그렇지만 소흥주에 취해 눈을 감으면 누가 만리장성을 엎고 뛰어도 모른다는 말이 있다. 도수가 낮다고 얕보면 큰 경을 치를 수도 있다는 말이다.

▶▷ 꽃과 대나무의 노래, 화조주와 '죽엽청주'

대표적인 황주黃酒에 속하는 소흥주의 계열로 화조주花雕酒와 죽엽청주竹葉靑酒가 있다. 이 두 술도 중국의 명주에 속하는 술이다. 먼저 화조주는 소흥주를 십년 정도 숙성 발효시켜 만든 것이다.

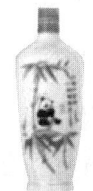

특유의 향기가 그만인 술인데 그 이름의 유래는 이 술을 담아놓은 술독에 꽃무늬가 배어난다고 해서 '화조주'라 불려지게 되었다. 얼마나 향기가 진하고 화려하면 술독에까지 꽃무늬가 배어날까 하겠지만 실상 맛을 보면 오히려 달콤한 맛보다는 매운 맛 쪽에 더 강한 여운을 남기는 술이다.

죽엽청주는 그 이름대로 대나무 잎과 각종 약재를 넣고 빚은 술로서 연한 국화꽃잎처럼 노란 빛을 띠며 매우 향기로운 술이다. 이 술에서는 대나무 특유의 은은한 향을 느낄 수 있다. 특히 오래된 것일수록 깊은 향기가 난다고 하는데 죽엽청주를 처음 입에 대본 사람은 톡 쏘는 맛에 어지럼증을 느낄 수도 있다.

알콜 도수는 48~50% 정도이고 마시다보면 입안에 감도는 단맛에 술잔을 뗄 수 없다고 한다. 그리고 최고급 스테미너 술로도 알려져 있는데 술임에도 오히려 간과 비장을 튼튼히 하고 혈액순환을 도와 건강에도 좋다는 술이다.

죽엽청주는 1400년의 역사를 갖고 있는 양조산지, 행화촌의 대표적인 약미주이다. 수수를 주원료로 녹두와 대나무 잎 외 10여 가지가 넘는 천연약재를 이용해 양조한다.

보통 한방 약초를 사용해 만드는 약주는 대부분이 자양강장 효과가 있는데 중국인들은 술로 즐기기에 앞서 보약으로 생각하고 이 술을 마신다고 한다. 그러므로 음주 후에 찾아오는 두통 등의 부작용이 없고 오히려 몸이 한층 가벼워짐을 느낄 수 있다. 화조주나 죽엽청주와 같은 황주는 일본의 정종과 같이 데워 마시기도 하는데, 궁합이 잘 맞는 음식으로는 생선요리와 회 종류를 들 수 있다.

우리나라의 전남 담양에서도 죽엽청주를 만들고 있는데 대나무잎과 두충, 갈근, 산작약, 우슬, 음양곽 같은 한약재를 원료로 제조해 시중에 출시하고 있다. 조선시대에는 왕에게 진상하는 품목으로도 사용되었다고 한다.

▶▷ 불로장생의 명약, 오가피주

죽엽청주와 함께 이름 있는 약주藥酒로 '오가피주'가 있다. 오가피주란 목향과 오가피 등 10여 종의 약초를 고량에 넣어 발효시킨 후 증류하여 맛과 향을 낸 술을 말한다.

우리나라에서도 예로부터 정력 강장 효과로 널리 이름이 나있는 오가피는 두릅나무과에 속하는 식물로 5월에 황록색 꽃이 피고 9월에 열매가 까맣게 익는다. 전통 약용주의 원료로 민간에서 널리 쓰여왔던 오가피는 지금도 그 명성이 식지 않아 다시 재부흥기를 맞은 약재이기도 하다.

술을 담그면 독특한 약초 맛이 우러나오는 것이 특징이며 색깔은 자색이나 적색이다. 오가피주는 신경통, 류머티즘, 각종 생활습관병에 효과가 있는 술로 특히 정력을 강화시키는데 좋다는 약주이다. 그 밖에 남성들의 말못할 고민, 낭습증(고환 밑이 항상 축축이 젖는 증상)에도 효과가 있다.

옛날, 중국 고 문헌에는 '맹작이라는 남자가 있었는데 그는 평생을 두고 오가피주를 장복하여 삼백살이 넘도록 살았다. 또한 슬하에 아들을 서른 명이나 두었다. 그러므로 병이 많고 단명하는 지금 사람들은 모두 만사를 재쳐두고 이 술을 마실지어다' 라는 기록이 있다고 전한다. 또 일명 '불로장생주' 라고도 알려진 이 오가피주를 마시면 원기가 회복되고 양기가 충천해 그 날밤을 흥분의 도가니로 몰고 간다는 속설이 있다.

요즘 우리나라에서는 '제 2의 산삼' 이라 하여 오가피에 대한 관심이 집중되고 있다. 특히 주목할만한 사실로 우리나라에서 생산되는 오가피가 세계에서 최고급품으로 인정을 받고 있다니 직접 약재를 구해 집에서 오가피주를 담가 마시는 것도 좋을 듯 하다.

중국의 명주 '오가피주' 는 알콜도수 53% 정도이고 가격이 무난해

부담 없이 즐길 수 있는 술이다.

▶▷ 추억과 낭만의 술, '고량주'

고량주를 생각하면 떠오르는 영상이 있다.

영화 '붉은 수수밭'이다. 80년대 후반 장예모 감독이 만들어 베를린 영화제에서 금곰상을 수상했던 이 영화는 여배우, 공리가 출연해 화제를 모았던 작품이다.

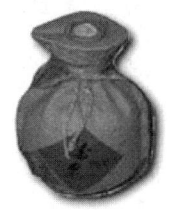

병균을 물리치는 약과 일본군에 맞서는 폭탄의 역할을 했던 고량주는 여기에서 큰 상징적 모티브로 작용했다. 술이 때로는 폭탄이 될 수도 있음을 보여준 영화이기도 했다.

고량주는 중국인들의 자존심으로 그들을 대변하는 삶의 얼굴이자 또 희망이었다. 암울한 시대의 탈출구로 해방의 의미까지 담고 있었던 술이었던 것이다.

영화에서도 보여졌듯 고량주는 흙독을 이용해 숙성된다.

중국 전통의 제조법으로 양조되어 다른 나라에서는 쉽게 모방할 수 없는 술이기도 하다. 예로부터 산동과 천진 같은 동북지방에서 주로 제조되었으며 주정은 59~60%로 알콜 함량이 높다.

원료인 누룩을 대맥이나 소맥, 메밀, 검은콩과 함께 혼합해 적당량의 물을 넣고 반고형 상태에서 발효조에 넣어 저장하는데 그 위에 왕겨와 진흙을 발라 완전 밀봉하는 독특한 저장법을 사용하고 있다. 제조법의 특성상 겨울에 많이 만든다.

고량주는 아주 작은 술잔에 부어 스트레이트로 마셔야 참맛을 느낄 수 있다. 또한 겨울철에 마시면 추위를 이기게 하는 발열효과가 있어 더욱 좋은 술이다. 빛깔은 투명하고 향기가 소박한 것이 특징이다.

간혹 장미향을 함유하는 경우도 있으나 대부분은 향을 꼬집어 표현할 수 없는 것이 일반적이다. 또한 되도록 상체보다 하체가 발달한 소음인들에게 권하고 싶다. 소양인이 많이 마시면 혈열血熱, 조열燥熱이 잘 생겨 번열煩熱이나 종기腫氣가 생기기도 한다. 고량주를 마실 때 안주로는 돼지고기, 굴, 새우, 전복이나 수박, 참외 같은 과일류가 좋다.

고량주는 우리나라에서 팔리고 있는 술이지만 의외로, 정작 중국인들이 많이 마시는 술은 아니다. 동북 지방과 만주 지역의 사람들이 주로 마시고, 그 외는 순수한 술로 마시기 보다 약재나 기타 첨가물을 가미해 자양강장주로 바꾸어 마신다. 하지만 우리에게는 중국요리를 먹을 때 고량주는 자주 마시는 술이다.

애주가들이라면 정통중국음식점에 들러 고량주를 빼고 기름기 많은 중국음식을 시키는 법이 없다. 그러나 한가지 주의해야 할 점은 주정이 여느 술보다 높은 편이므로 절대 과음하지 말아야 한다는 것이다. 고량주를 마시고 취하면 옥황상제도 우습게 보인다고 하니 자칫 뒤처리가 곤혹스러운 실수를 범하여 후회하는 일이 없도록 해야 할 것이다.

▶▷ 황제의 공납품, '고정공주古井貢酒'

술 중의 모란꽃이라는 애칭을 갖고 있는 '고정공주'는 안휘성 호현亳縣 고정에서 만들어진다. 안휘성은 우리가 익히 알고 있는 중국의 신의神醫 화타華陀와 삼국지의 주인공 조조가 살았던 고장으로도 유명하다.

그곳은 술뿐만 아니라 담배와 약재의 생산지로도 이름이 높다. 그 중 백작약의 생산량이 중국 제일이라 하는데 옛 문헌을 보면, 꽃이 피는 계절에는 성밖 50리까지 아침 안개가 낀 듯 보인다고 하니 얼마나 아름다운 곳인지를 짐작해 볼 수 있다.

고정공주는 주액이 수정처럼 맑고 향기가 청아해 중국의 명주 반열에 끼는 데 손색이 없다.

이름의 유래는 먼 삼국시대부터 시작되는데, '삼국지'에 나오는 조조曹操가 동한東漢 말년에 고향인 안휘성의 '고정古井' 물로 주조한 이 술을 한나라 헌獻황제에게 조공으로 올려 황제의 칭찬을 받은 것이 '공주貢酒'라는 이름을 얻게 된 계기가 되었다고 한다. 거기에 산지인 고정이 합쳐져 '고정공주'가 되었다.

일찍이 호현이 동한 시대부터 유명한 술 산지였음을 알 수 있는 대목이다. 지금도 남아있는 호현의 역사 기록을 보면, 술을 빚을 때 반드시 남북조시대 때부터 전해지는 옛 우물의 물을 사용해야만 했다고 나와 있다.

도대체 우물물의 성분이 어떻기에 이렇듯 전래가 된 것인지 궁금하지 않을 수 없다.

명주, 고정공주는 명明·청淸 양대에 400년 간 줄곧 황제에게 바쳐진 공납품이었다. 여러 문헌에 이 술에 대한 언급이 있고 역대 왕들이 애음한 술로 기록돼 있는 것을 보아 중국전통의 명주임에는 틀림이 없는 듯하다.

고정공주는 1963년 동주와 함께 8대 명주의 대열에 자리매김되었는데 원료는 북평원의 고량과 밀, 완두콩으로 만든 누룩을 사용해 발효했다. 백주로서 향기가 진한 것이 특징이다. 또한 마신 후 느껴지는 그윽한 향미가 일품이며 도수는 45도이다. 대륙을 호령한 황제들의 기운을 느껴보고 싶다면 명주, 고정공주를 마셔보는 것도 좋을 듯 하다.

▶▷ 천 오백년 역사의 중국 전통주 '분주汾酒'

당대의 시인 두목의 '청명'이라는 시를 보면, '술집이 어디냐고 물으니, 목동이 멀리 행화촌을 가리킨다' 라는 시구가 있다. 이처럼 행화촌은 중국에서 명주의 고장으로 그 이름이 높다. 산서성 분양 현에 위치한 이곳은 천 오백년의 역사를 자랑하는 전통주 '분주'의 고향이기도 하다.

'분주汾酒'는 당나라 때부터 제조되었다고 알려진 증류주의 일종이다. 그러나 그 기원을 보면, 당대 이전의 황주로부터 시작되어 후에 백주로 발전된 것을 알 수 있다.

제조법을 살펴보면, 산서 중부평원의 '일파조'라는 이름을 갖고 있는 고량을 주원료로 대맥과 완두로 누룩을 만든 후 전통적인 비법으로 발효시켜 오랫동안 독에 넣어 땅 속에 저장한다. 그리고 익은 것을 다시 증류해 저장한다.

알콜도수는 61도이지만 자극적이지 않고 오히려 부드러운 여운이 남아 향기에 도취하게 하는 야릇한 술이다.

분주는 마오타이주와 함께 여러 차례 명주 칭호를 받은 유명한 술이다. 또한 세계적으로도 명품으로서의 가치를 인정받아 널리 알려진 바 있다.

지금도 중국 내에서 가장 규모가 큰 술공장의 하나로 행화촌의 분주 공장을 꼽는다고 한다. 계속 연구를 거듭해 국주國酒의 명예를 지키려는 중국인들의 노력이 놀랍기조차 하다.

▶▷ 건륭황제도 반한 '양하대곡洋河大曲'

중국의 역대 황제 중 입이 까다로운 식도락가이면서 남달리 술을 즐겼던 황제가 청淸조의 건륭황제로 알려져 있다.

그는 음식과 관련된 수많은 일화를 남겨 후대에 회자된 황제로도 유명한데 그 중에서도 앞서 언급했던 '봉황단鳳凰蛋' 즉 부화되지 않은 계란에 대한 일화와 세계적인 명차, 대홍포大紅袍의 이름에 얽힌 유래는 건륭 황제의 일대기와 함께 널리 알려진 이야기들이다. 거기에 술에 관한 전설 하나를 더 추가 한다.

건륭 황제가 중국의 강남지역을 여행할 때 맛이 뛰어나다는 한 명주의 소문을 듣고 그 술을 마시기 위해 일부러 양조 산지인 강소성江蘇省 주변에 행차를 멈추고 7일 씩이나 머물렀던 적이 있었다고 한다. 부하를 시켜 술을 구해와 마신 후 건륭황제는 그 술맛에 반해 여행이 끝난 후에도 황실의 공납품으로 지정해 계속 애음했다. 바로 중국의 명주, 양하대곡洋河大曲에 얽힌 비화이다.

양하대곡은 강소성江蘇省 사양현泗陽縣 양하진洋河鎭에서 생산되는 백주 스타일의 술이다. 건륭황제가 반했다는 술맛은 아마 다른 술에 비해 매우 달콤하고 부드러우며 맑고 깨끗한, 향기가 진한 이 술의 독특한 특성 때문이었을 것이다.

알콜도수가 48도에 이르지만 과음을 해도 뒤탈이 전혀 없는 것이 명주, 양하대곡의 장점이다. 앞서 소개한 명주들처럼 이 술도 화려한 수상경력을 자랑하고 있다. 현재는 양하진의 양하주조공장에서 대량생산을 하고 있고 시중에도 많이 유통되고 있다.

우리나라의 자칭 애주가들이 중국 여행을 마치고 돌아오면 으레 두세 병씩 구입해 가져오는 품목이기도 하다. 하지만 앞으로는 눈 여겨 보아둘 것이 있다. 다른 명주들에도 해당되는 상식이지만 명주로 이름난 술을 고를 때 몇 가지 짚고 넘어가야 할 내용이 있어 소개한다.

중국에서는 원 제품을 '정종正宗'이라고 하고 유사한 형태로 모방해 만든 것을 '방품倣品'이라 하는데 가짜일 경우에도 전혀 방품 표시가 없이 상표만 바꾸어 출시하는 경우가 허다하다. 따라서 명주를 구입할 시에는 상표와 제조처, 술병의 모양을 잘 보아야 한다.

중국 정부에서는 이른바 명주라 칭하는 술에 붉은 색 띠나 붉은 색 리본으로 표시할 것을 법으로 규정하고 있다. 그러므로 공식 지정한 활자체로 '중국 명주'라는 글씨가 있는지 확인하고 병목에 띠나 리본이 붙어 있는지를 살펴봐야 한다.

2. 중국인의 음주법

중국 속담에 '술이 없으면 자리를 마련했다고 할 수 없다 無酒不成席'는 말이 있다. 중국에서 술은 사람과 사람이 만나는 중요한 사교의 수단으로 없어서는 안될 부분이다. 하지만 술을 마냥 즐기는 민족이라 해서 사전에 아무런 상식 없이 그들을 만났다가 큰 낭패를 보기 십상이다.

중국인들의 주도酒道는 세계 어디에서도 찾아볼 수 없는 나름대로의 개성을 갖고 있기 때문이다. 오랜 음주 역사와 더불어 다양한 음주 문화를 발전시켜온 중국인들에게 특유의 음주 예절이 없을 리 만무하다. 지역적인 성향에 따라 약간의 차이가 있기는 하지만 보편적으로 중국인들이 갖고 있는 음주습관에 대해 알아둘 필요가 있다. 특히 중국인과 교류를 해야 될 사람이라면 이를 숙지하는 것이 도움된다.

먼저, 중국인의 가정에 초대를 받아 갈 경우, 술자리가 있을 것을 미리 염두에 두고 마음에 준비를 하고 가도록 한다. 보통은 차를 대접하지만 술을 내놓을 때는 상당한 친근감을 표시하는 것이므로 되도록 거부하지 않고 받아들이는 것이 예의다. 이유 없이 술을 피하면 자신을 무시한다고 받아들일 수 있다.

그들은 특별한 손님과의 식사 시 거의 예외 없이 술을 마신다. 음식이 새로 나왔을 때 갑작스레 건배를 하기도 한다. 또한 잔을 완전히 비우지 않은 상태에서도 계속 첨잔을 하는데 이것은 상대방에 대한 존경과 깍듯한 예우를 의미한다. 혹, 기분이 좋아져 깐!乾을 외치며 술을 권할 시에는 건배를 하자는 말이므로 술잔을 절대 내려놓아선 안 된다. 만滿과 깐乾을 좋아하는 중국인들은 대륙적인 기질을 그들의 음주 문화에서 보여주려 하기 때문이다.

건배를 할 때는 윗사람일 경우 상대의 잔 아래로 약간 내려 잔을 부딪친다. 원샷을 하고 술잔을 거꾸로 들어 빈 것을 보여주기도 하는데 그때는 내심 상대방도 같은 포즈를 취하길 원하므로 가능하면 뒤따라 잔을 완전히 비우도록 한다.

주량이 선을 넘을 것 같다고 판단되면 조심스레 양해를 구해도 좋다. 그리고 한가지 유의해야 할 것은, 절대 잔을 돌려서는 안 된다는

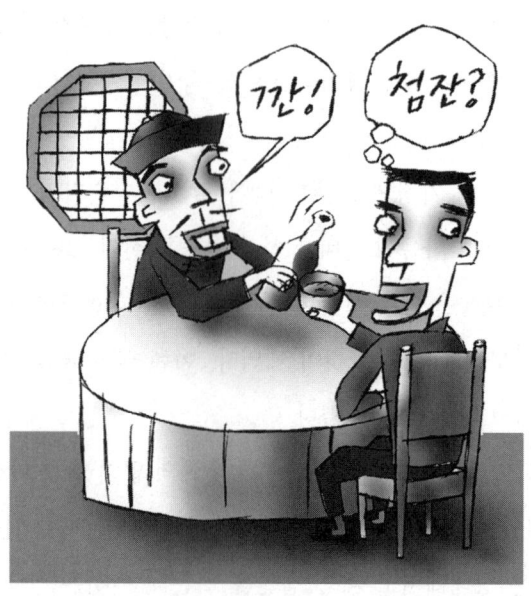

것이다. 우리나라와 달리 그들은 자신의 술잔을 결코 남에게 돌리는 경우가 없다.

  마지막으로, 술을 마시고 일어서면 뒤끝이 깨끗해야 한다. 주정을 부리거나 2차를 가자고 떠밀어서도 안 된다. 그들은 스스로 대취하는 일도 드물지만 상대방이 술에 취해 실수하는 것도 몹시 싫어한다.

  중국 술은 우리나라의 술에 비해 대부분 알콜도수가 높은 편이어서 자신의 주량을 믿고 계속 마시면 취하기 쉽다. 이야기가 무르익으면 밤을 샐 수도 있다는 것을 염두에 두고 조금씩 요령을 피우며 마셔야 한다. 그리고 연령이 높은 윗사람이라 하더라도 통상 술잔은 한 손으로 따르고 한 손으로 받는 것이 일반적이다. 초대를 받고 늦게 도착했을 때 벌주로 석 잔을 마셔야 하는 풍습은 우리나라와 비슷하다.

  중국인들은 술자리를 통해 만든 친구를 매우 가깝고 친근하게 생각한다. 하지만 술자리에서의 실수로 그들의 눈살을 찌푸리게 하면 아무리 친구가 되고 싶어도 쉽게 접근할 수 있는 방법이 차단돼 버려 어려워진다. 술버릇이 좋지 않은 사람과 자리를 함께 하지 않을려고 하기 때문이다. 그들은 이러한 주객酒客을 좋지 않은 의미로 '지꾸이'라 호칭하며 따돌림 한다.

  중국인들에게 술은 닫혔던 입을 열게 하고, 마음을 열고, 나아가서는 삶의 빗장을 열게하는 열쇠가 될 수 있으나 반면 그 반대의 경우로 작용할 수도 있다는 것을 늘 유념해야 한다. 따라서 그들과 함께 사업 등을 도모해야 할 시에는 반드시 전통의 음주문화를 제대로 알고 대하게 되면 훨씬 도움될 것이다.

중국 5천년의 비전 건강법

2001년 11월 1일 초판 발행
2009년 8월 17일 개정판 1쇄

편 저 자	윤승천
발 행 인	윤승천
발 행 처	건강신문사
편 집	오정희 · 윤예제
등 록 번 호	제 8-00181호
주 소	서울시 서대문구 홍은3동 400-1
전 화	305-6077(대표)
팩 스	305-1436
값	20,000원
I S B N	978-89-6267-020-2 (03510)

- 잘못된 책은 바꾸어 드립니다.
- 이 책에 대한 판권과 모든 저작권은 모두 건강신문사에 있습니다.
  허가없는 무단인용 및 복제 · 복사 · 인터넷 게재는 법에 따라 처벌됩니다.

"평생에 단 한가지 정보만 얻더라도 그 가치가 충분한 신문!"

Since 1991

건강신문사

www.kksm.co.kr

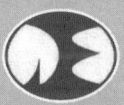

"조금만 더 일찍 건강신문사를 알았더라면…
지금도 늦지 않았습니다.
귀하의 건강(목숨)과
부귀영화를 지키십시오."

서울시 서대문구 홍은 3동 400-1
TEL : 02)305-6077, 6066 FAX : 02)305-1436

현대의학이 모르는,
그래서 우리가 꼭 알아야만 하는
다시 쓰는 상한론 傷寒論

감기에서 백혈병까지의 비밀

감기 · 신부전 · 심장 판막증 · 소아당뇨병
가와사키병 · 자가면역질환 · 백혈병

약사 · 한약조제사 김성동 지음

전세계 현대의학계에 던지는 충격적인 반론서
다국적 제약기업에 보내는 한 전문약사의 진언

지금까지 현대의학이 난치나 불치로 여겨왔던 질병들이 사실은
우리가 무심결에 먹어왔던 해열진통제와 예방 백신 때문이었다.
현대의학이 원인과 치료법을 몰랐던 질병에 대한 해답

건강신문사
www.kkds.co.kr

약사 · 한약조제사 김성동 지음 / 656면 / 값 30,000원

암치료에 효과있는 110가지 방법

의학박사 저르치 이르마이 지음
김정숙(Markgraf)·양영철 옮김

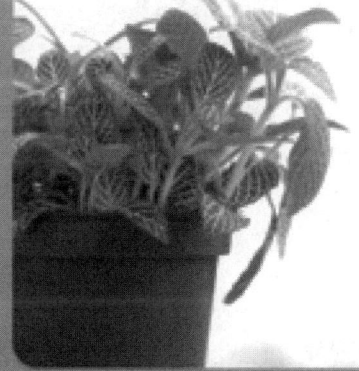

목표에 적합한 정보, 즉 가장 중요한 치료 방법 및 그 치료의 효과를 높여주는 조치에 대해 알게 되고, 정통 의학 및 합리적인 보완대체 요법을 더 잘 이해하게 됩니다. 그래서 여러분은 자신에게 맞는 치료 방법을 찾아낼 수 있습니다.

건강신문사

의학박사 저르치 이르마이 지음 / 양영철 옮김   528면 / 값 20,000원

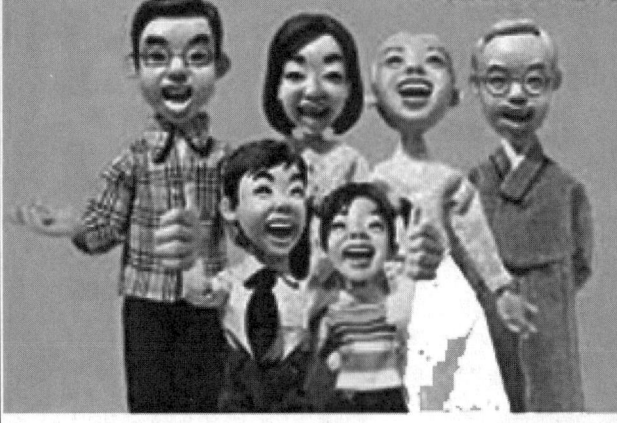

호시노 요시히코 교수 지음 / 김정희·김태수 번역 / 값 20,000원

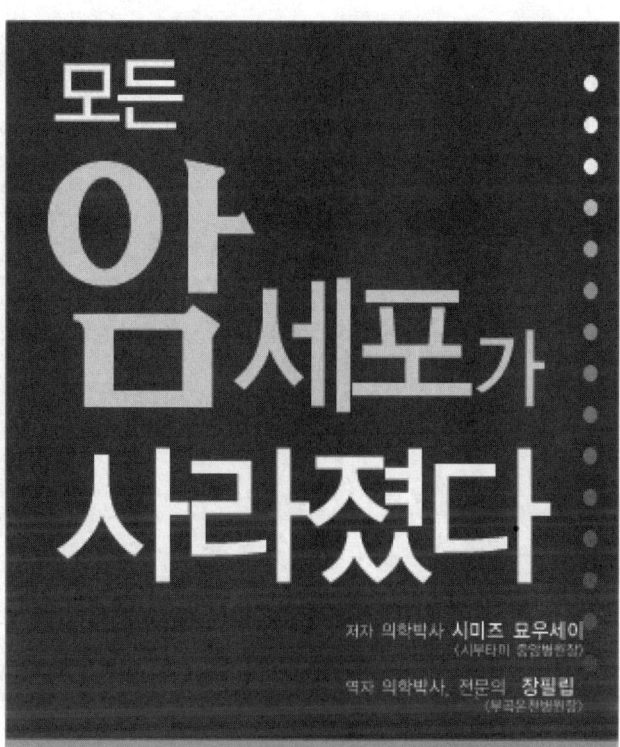

의학박사 시미즈 묘우세이 지음 / 248면 / 값 12,000원

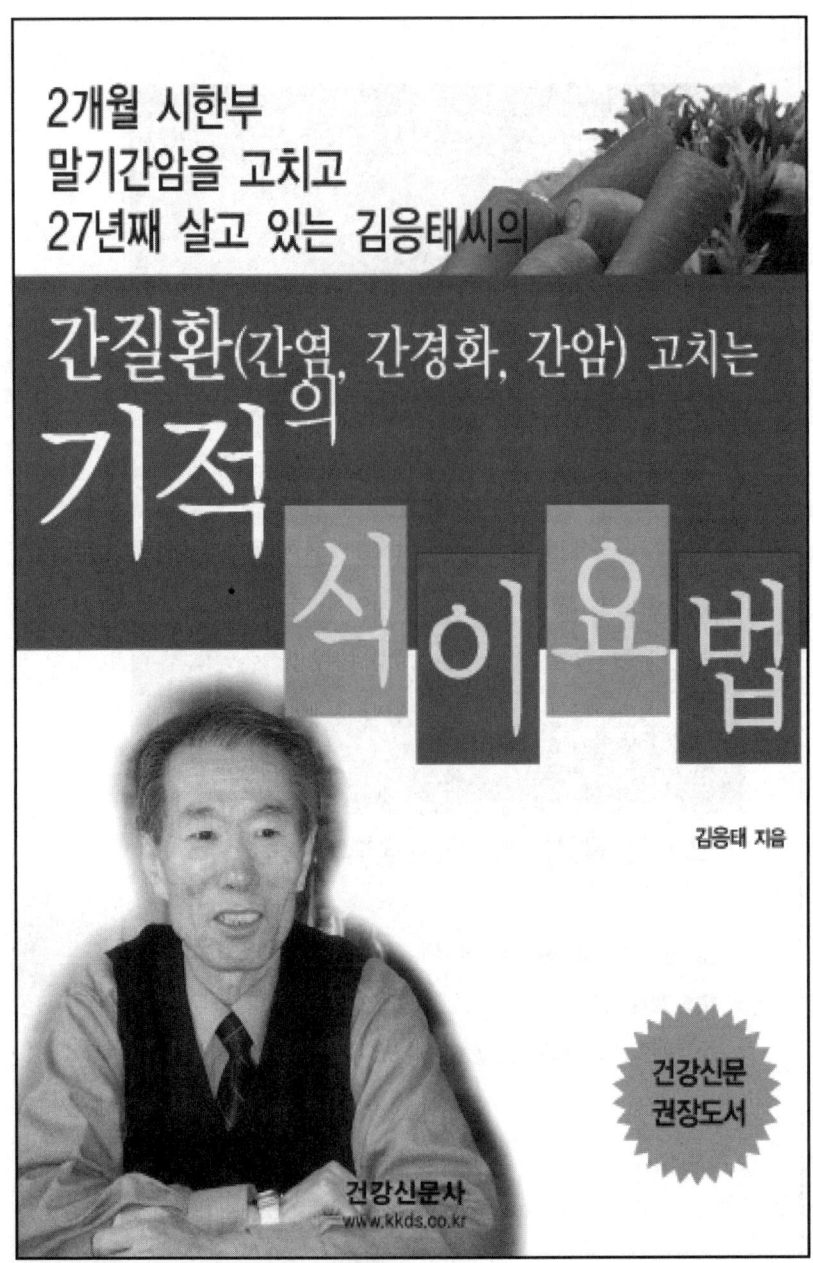

2개월 시한부
말기간암을 고치고
27년째 살고 있는 김응태씨의

간질환(간염, 간경화, 간암) 고치는
기적의 식이요법

김응태 지음

건강신문 권장도서

건강신문사
www.kkds.co.kr

김응태 지음 / 192면 / 값 12,000원